ココロとカラダに効く
リラックス体操

ユル

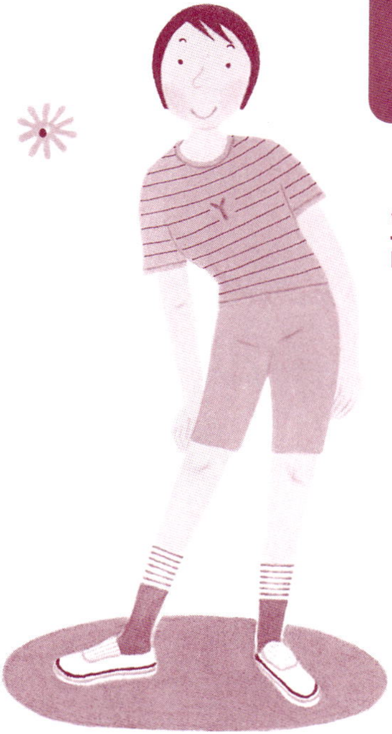

takaoka hideo
高岡英夫

朝日出版社

はじめに

皆さんは「ゆるむ」というと、だらしないとか、悪いイメージを持っているのではないでしょうか？

ところが、これからおはなししていく「ゆる体操」、略して「ゆる」では、「ゆるむ」ということがいちばん大事なことなのです。「ゆるゆる」に「脱力」することで、健康に、しかも身体の中からキレイになっていくのです。

それには、確かな根拠、科学的な裏付けもありますが、何より「ゆる」を実践している人たちがどんどん健康的に、快活になって、心身ともにリフレッシュしていくことが、「ゆる」の効果を私に確信させてくれています。

この「ゆるむ」という表現ですが、ほかにも「ゆする」「ゆれる」などの言葉があります。

私は長年、スポーツ選手や音楽家の指導に携わるかたわら、どうしたら硬くこわばった身体を簡単にときほぐすことができるかを考えていました。そんなあるとき、水泳選手がスタート台で身体をゆすっている姿や、陸上選手がトラックに座って、ももやふくらはぎをゆすっている姿に気がついたのです。そこで身体を「ゆする」ことがいいのではないかという発想が生まれたわけです。この発想を発展させたものを「ゆる体操」、略して「ゆる」と名づけたのです。

難しいことや、厳しいトレーニングのようなことは何もありませんが、ただし、ちょっとしたコツはあります。この体操でカギになるのは自分の身体の組織を意識すること。難しいことのように聞こえるかもしれませんが、本書を読み進んでいくうちにあなたの考え方からやわらかくゆるんでいって自然に理解できるでしょう。

私はこの本を、特に現代に生きる女性たちに贈りたいと思っています。

20世紀は女性が肩ひじ張って生きてきた世紀でしたが、これから21世紀の新しい女性像は「やわらかい女性」の時代です。

この本を通じて、多くのかたが「ゆるむ」ことの大切さに気づき、心身ともに健康で美しい、「やわらかい女性」になる手助けになることを願っています。

高岡英夫

ユル
ココロとカラダに効く
リラックス体操

CONTENTS

カバーデザイン……… こやまたかこ
イラストレーション…… めぐろみよ
本文デザイン…… CGS・野地恵美子
編集協力……… 游's Farm・松岡 裕

第1章

カラダとココロを「ゆる」めましょう

Step 1
自分のカラダに疑問をもつ

人間にとって大切なのは「ゆるむ」こと

「こる」というのは、どういう状態だと思いますか？

私たちは、オフィスでのデスクワークやOA作業、毎日の家事といった日常の生活をしているだけで、身体中のあちらこちらに力を入れています。そうした力が入ったままの状態でいると、その部分が次第に硬くなり、血液の循環が滞ってきて、体内の疲労物質を上手に排出することができなくなってきます。これが肩こり、腰痛の原因になる「こり」の正体。まさしく「こり」は「ゆるむ」と正反対の「固まる」ことの最たる例というわけです。

さらに知っておいていただきたいのは、日常の生活の中での身体の緊張やこわばり、固まりは、何も肩や腰ばかりではないということです。身体の筋肉がある個所やその周辺はすべて、たとえば心臓や肺、胃腸などの内臓や、すべての関節も「こる」のです。

こうした緊張やこわばりをときほぐすことは、さまざまな病気を未然に防いで健康な生活をもたらしてくれるばか

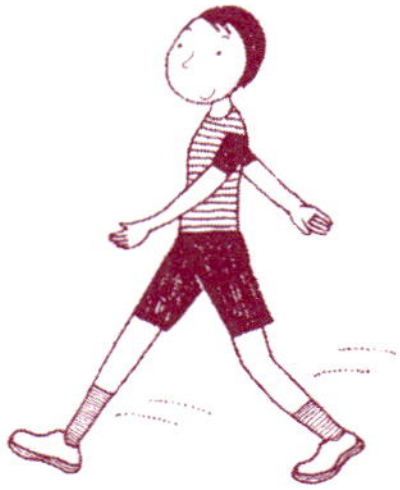

りでなく、その人本来の能力を発揮させてくれるという点でも、とても重要なことなのです。

身体をゆるませるということは、健康を保つことに役立つだけではありません。

たとえば、重要な仕事の前や大勢の人の前で話をしたりするときなどは、とても緊張するものです。身体はこわばり、筋肉もだんだん固まってくる。もう、こうなると普段の能力を発揮するどころの話ではありません。

ところが、そのようなときに身体をゆすってゆるめてやることで、心がとても楽になってくるのです。集中力が高まり、頭の回転もよくなります。

つまり、カラダがゆるめばココロもゆるむのです。

現代病の原因の多くはストレスだといわれています。ストレスは心の病というだけではなく、身体の病気にも少なからぬ影響をおよぼすことが最近は知られるようになりました。

そうしたストレスに対しても打ち勝つことができるようになるのですから、身体をゆるませることは心身両面の健康に大いに役立つといえるのです。

ゆるみはじめる
女たちの世紀

20世紀は、女性が長い間奪われていた権利を奪い返す“闘いの世紀”でした。女性が押しつけられたしとやかさをかなぐり捨て、まなじりを決しなければならない場面も多かったと思います。実際男性と闘うには、女性も男性以上に心身を硬く固めてぶち当たるしかなかった。本来やわらかさに恵まれた女性の心身が、男性以上の硬度を持ったヨロイに仕立て上げられたのでした。

しかし女性が男性以上に硬く固まることは、女性が男性と同じ失敗を繰り返すことになるのではないでしょうか。硬く融通のきかない規則や社会、硬くこり固まった人間関係、肩ひじ張った態度や意固地な心、そして硬く固まった身体がもたらすさまざまな病症や不健康。

21世紀、女性たちは敏感に、そして本能的にこの恐れを感じとりはじめています。まなじりを決するのではなく、たんたんとしなやかに、そしてあたたかく、硬いヨロイに身を包むのではなく、ゆるゆるにゆるんだ自然体で生きる

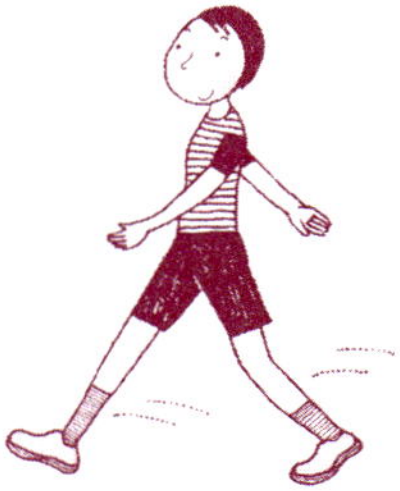

ことこそ、本来の人間らしい生き方だということに、気づきはじめたのです。そしてうれしいことに、20代、30代の若い男性たちの間にも、同じことに気づく人々が生まれはじめています。

ゆるゆるにゆるんでバランスがよくなれば、人は本来健康に恵まれ、美しく魅力ある人柄になり、自分の可能性を花開くことができるようにつくられているのです。

ゆるんでバランスがよくなるためにはさまざまな方法がありますが、ゆる体操とゆるゆるウォーキング（ほどゆる歩き）は基本の中の基本、すべてのインフラともいえる方法です。その意味で、今、ゆる体操が注目を浴びるようになったのは、時代の深い要求があるからなのです。

カラダがゆるむとなぜ健康にいいの？
― 5つの要因 ―

①水分、成分の循環や交換が高まる

肩こりがひどくなると腕が冷たくなることがあります。これは血行が悪くなるからです。身体をゆるませると全身の緊張がほぐれ、血管やリンパ管への圧迫がなくなって血液や体液の循環がよくなり、障害が取り除かれます。

②呼吸が楽になり、自然に呼吸が深くなる

呼吸筋がゆるむとその周辺の拘束が取れ、楽に深い呼吸ができるようになります。すると1回の呼吸で行う換気量が増え、酸素を多く取り込むことになります。つまり身体のすみずみまでより多くの酸素がゆきわたるのです。

③身体的、精神的ストレスが軽減する

人間には身体、特に体幹部を軽微にゆらすと深部の身体的、精神的ストレスを減少させるメカニズムがあることが筑波大学の運動生化学研究室の実験でわかってきています。

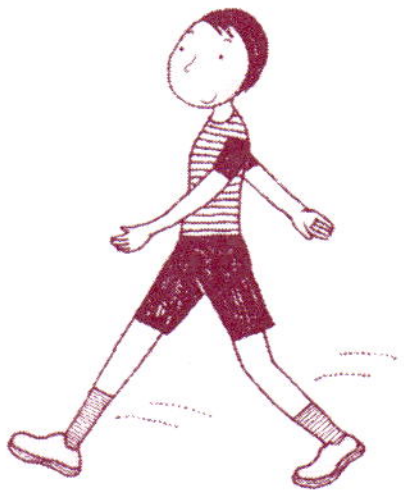

④全身のバランスが整い、若返る

人間の身体の各関節はチェーンでつながっているようにできています。本来、赤ちゃんのように関節はゆるゆるなのですが、成長するにつれて筋肉が固まり、ある範囲の角度内で固定され、その人特有の身体のクセとなります。人間の身体には、とるべきバランスの方向を整え、修正する機能がありますが、固まっているとそれが働きません。身体がゆるめば自由な関節可動ができ、崩れたバランスを修正して、本来のバランスに戻せるのです。

⑤全身の細部、深部の可動性が増大する

ストレッチで背骨周囲の可動性を高めるのは困難ですが、ゆるなら背骨周囲の細かいパーツの圧迫や硬直を取り除き、可動性を高めることができます。ゆるむということは、全身の細部や深部、たとえば背骨の周囲の小筋群や肋骨（ろっこつ）内外の小筋群をゆるめることなのです。

身体がゆるむと、こうした5つの要因があいまって、強力に健康を支えることができるのです。

ハイスピードマラソンを可能にした高橋尚子の秘密

シドニーオリンピックでは、日本中の期待に応えた金メダル。ベルリンマラソンでは、世界が注目する中で世界最高を記録。もちろん、高橋尚子選手の話です。

でも、彼女は飛び抜けてバネや筋力が強いという選手ではありません。そんな高橋選手が、なぜこれほどまでの偉業をなしとげることができたのでしょう。実は彼女、陸上界では非常に効率のよい走り方をするので有名な選手なのです。

ここでいう効率とは、走りに対して体内の抵抗が少ないという意味です。マラソンでは空気はそれほど大きな抵抗力にはなりません。むしろ自分の身体の中にある組織が抵抗力として働くのです。

たとえば股(こ)関節を例にすると、足を後方に勢いよく蹴り上げるとき、大腿(だいたい)部裏側にあるハムストリングス(大腿裏筋群)という筋肉で、大腿骨を後方に振り出します(走りのスピードを上げるとき、この筋肉の力が大きく影響します)。このときに股関節の周囲にある筋肉(骨盤の側面にある中臀筋(ちゅうでんきん)など)に力が入り過ぎていると、ちょうつがいになっている股関節を筋肉が締めつけてしまうような形になるのです。扉のちょうつがいをゴムで締めてみてください。

扉はスムーズに動かなくなってしまうでしょう。これと同じことが股関節で起こるわけです。

高橋尚子選手の場合、こうした走りの抵抗になるような全身の筋肉が、ちょうど上から吊られた操り人形のようにゆるんでいて、推進力に必要な筋肉に的をしぼって力を入れることができるのです。もし、高橋選手のように必要な個所だけに力を入れることができれば、その分血液や体液は必要な個所に集中して循環することになって、心肺能力も効率よく使われるようになりますし、何よりほかの選手とくらべて疲労が少ないというメリットも生まれるわけです。

男子選手にも迫るようなハイスピードマラソンを可能にしている高橋尚子選手の秘密は、やはりここでもゆるむことにあるのです。

Step 2
カラダの仕組みを理解する

フワッ、クニャッ、ナヨッが
イチロー選手の秘密

プロの世界で活躍する野球選手たちは、みな飛び抜けた能力を持っています。しかし、その中でもイチロー選手がほかの選手とくらべてとても変わっている印象を受けるのはなぜでしょう。

たとえば、打席に立ったときにがっしり構えてスイングしているというのではなく、何か頼りなげにフワッと立ち、クニャッとスイングしている。

実はこうしたイチロー選手の動きから受ける印象、フワッ、クニャッ、ナヨッが彼の身体的な秘密なのです。

では、この運動はイチロー選手の身体にとってどういう意味を持つものなのでしょう。

イチロー選手の動作を観察すると、いつも骨と筋肉を分化、つまり組織の性質の違いをストレートに感じとり、機能させる訓練をしているようです。それが、彼のクネクネした動作、ゆるませる動作として現れているのです。

普通の選手が腰やももを中心にし、身体を一体化した回

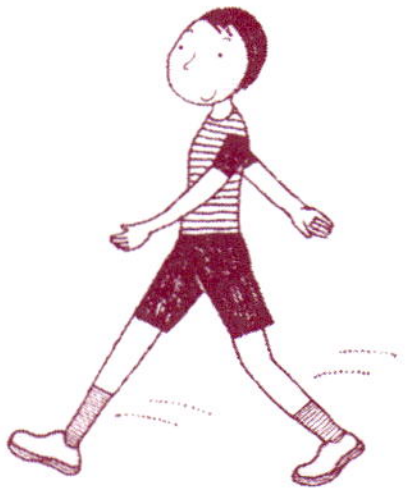

転運動をバットのスピードに変えているのに対し、イチロー選手は十分にゆるんだ背骨と肋骨(ろっこつ)を中心に、体幹部の細かなパーツを微調整しながら身体のパワーを高めているということが理解できると思います。

またイチロー選手が想像もつかないような重圧の中で活躍し続けられ、トップレベルの成績が維持できる秘密は、非常に高い回復能力と、ストレスをストレスとしてためない、あるいは解消させることができる身体を持っているということにもあるのです。

さて世の中には、このイチロー選手のように達人とか天才と呼ばれる人たちがいますが、彼らはまったく次元の異なる世界の人たちなのでしょうか。

いいえ、彼らが何か特別の能力を持っているというわけではありません。本来人間が持っている能力をそのまま素直に使っているだけなのです。いいかえれば、普通の人たちは本来持っている能力を使えないでいるということです。

では、どうすれば本来人間が持っている能力をそのまま素直に使えるようになるのか、その答えの一つが身体をゆるませることにあるのです。

身体のバランスをとるって どういうこと？

人間の骨格は、実に200以上ものパーツからできあがっています。いちばん下に各足の骨があって、その上に脛骨（すねの部分の骨）、大腿骨（ももの骨）が寛骨（腰の骨）とつながり、そこから仙骨、背骨（腰椎、胸椎、頸椎）と肋骨が臓器を囲うケージ状の柱となり、最後に頭蓋骨が乗っています。そして骨と骨の間や周囲がいくつもの筋肉のパーツに覆われています。

本来、人間がバランスのとれた立ち方をしているときというのは、ちょうど車のシフトレバーがニュートラルの位置に入っているときのように、プルプル、ゆらゆらしている状態にあります。

「えっ、人間がバランスのとれているときは背骨をピンと伸ばして胸を張って立っているときじゃなかったの？」

おそらくこんな疑問が頭に浮かぶことでしょう。

答えは「NO」です。たしかに背骨は身体の中を通っていますが、それはけっして身体の中心にあるわけではない

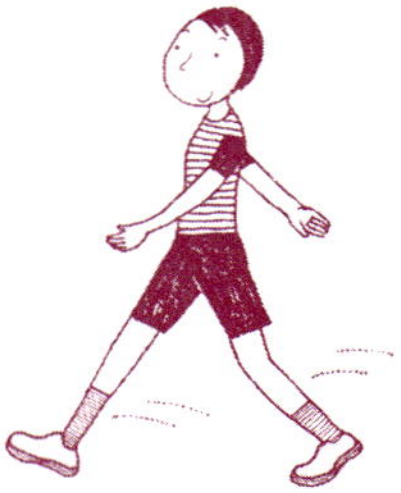

からです。ご存知の通り、背骨は身体の後背部に位置しています。したがって背骨を中心にしてしまうと、後ろにそっくり返るような姿勢になります。ですから、背骨だけが五重塔の柱のような役割を果たしているわけではありません。人間の身体は、建築物よりもはるかに複雑で、高度な構造をしているのです。

では、人間の身体で五重塔の柱の役割を果たしているものはなんでしょう？

それは骨や筋肉などの全身の組織です。身体の組織そのものが柱の働きをしているのです。そしてそのことは、人間が本来バランスのよい立ち方をしていると、身体がゆらゆらとゆれるということと関係があるのです。

本来の立ち姿は
赤ちゃんの「たっち」

人間は各パーツが実に微妙な動きをしながらバランスをとっています。身体の力が抜けてリラックスして立っている人は、たえずゆらゆらとゆれている印象を受けます。イチロー選手がその代表例です。

たとえば、身体がどちらかにわずかでも傾きはじめると、反対側の筋肉をほんの少し収縮させて傾きを修正します。そのとき、傾いた側の筋肉の力は不要ですから、力が抜けています。つまり、ゆるんでいる状態なわけです。身体が前に傾けば背中の側の筋肉にほんの少し力が入り、身体前面にある筋肉からは力が抜けます。

このように各パーツがそれぞれ接しているほかのパーツとの関係をチェックしながら、各部の筋肉をわずかに働かせて持続的に微調整しあっているのです。

——必要なところにだけちょっと力が入って各パーツの関係を微調整し、不要なところの力は抜ける——。

この、ゆるみを持った身体の典型的な例、それは赤ちゃ

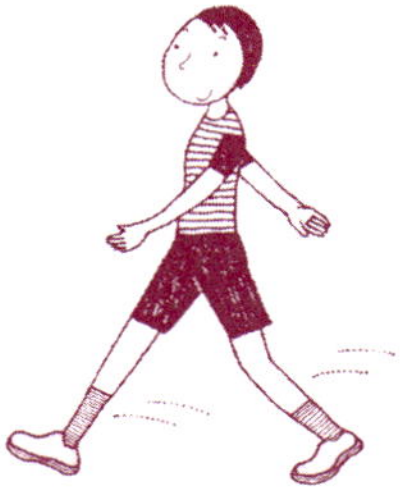

んです。ちょうど赤ちゃんがハイハイから立てるようになったときの「たっち」の姿勢がまさにこれと同じなのです。はじめて立ったとき、赤ちゃんの筋肉は未発達ですから地球の重力線にピタリと身体の中心を置くようにゆらゆらと立っているでしょう。これこそ全身がゆるみ、絶妙のバランスをとりながら立っている姿です。もし、身近に赤ちゃんがいれば、その姿をよく見てください。赤ちゃんはゆるんで立つ姿勢を教えてくれる身近な先生です。

このような体勢にあるときは、身体が疲れにくく、持てる能力を開発するのにはとても都合のよい状態です。だから赤ちゃんは次々といろいろなことをすぐに覚えるのでしょうね。まさしく赤ちゃんは天才なのです。

逆にバランスをとるためのズレがない人だと、つねにいろいろなところに力が入っています。もちろん、常時あちらこちらの筋肉に力が入っているわけですから、筋肉はこわばったままで早く疲労してしまいます。そうなれば能力を存分に発揮することもできなくなるわけです。

地震に強い建物の秘密

最近のビルはどんどん高層化しています。高層ビルは相当の地震にも耐えられるような耐震構造になっています。上層階になるほどゆれが大きくなるように設計されていることは、ご存知でしたか？ 小さくてやっとゆれを感じられるような地震でも、高層ビルの上の階にいると「けっこう強い地震だったね」ということになってしまいますし、乗り物に弱い人だと船酔いと同じ感覚に陥ってしまうようです。

この理由は、建物の基礎部分にたくさんのゴムが使われており、地震が起こるとまずそのゴムがゆれを吸収するようになっていることにあります。そして吸収しきれなかったゆれが建物をゆらすのですが、建物自体もゆれが吸収できるように骨格の部分がやわらかくたわんだり、ズレたりしながらゆらゆらとゆれることで、ゆれのエネルギーを吸収、放出して建物の破壊を防ごうとします。ですから小さな地震の場合でも上層階のほうでは意外にゆれが大きくなり、逆に大きな地震の場合にはゆれることで破壊を防いでしまうのです。

実は古来の日本の木造建築物にも同様の構造を持っているものがあります。法隆寺の五重塔です。飛鳥・奈良時代の建立ですから千年以上もの間、幾多の天変地異に耐え、現存していることに興味をいだいた建築家が調査したところ、中心の柱以外はゆるゆるにズレる構造になっていて、普段はそのバランスの上に建っていることがわかりました。つまり、バランスがとれたゆるゆるの構造であれば、大きな力が加わったときにも十分に耐えられるということが示されているわけです。

ところが、ガッシリした構造の建物だと、こうはいきません。ズレる余裕がありませんから、破壊のエネルギーを吸収したり、放出することができません。強度を上回るほどの力が加えられれば、建物は崩壊してしまうのです。中近東で地震が起こると、多くの家屋が崩壊してしまうことが多いのですが、それは硬い素材で作られたゆるみのない構造だからなのです。

Step 3
カラダの組織を意識する

コンセントレーションとリラクゼーション

スポーツ医科学の世界では、従来、コンセントレーション(集中)とリラクゼーション(ゆるみ)は相反するものとして考えられていました。

ところが、実際は、世界記録を出すようなシーンで、選手は周囲の歓声がまったく耳に入らないほどコンセントレーションをしつつも、そんな自分に気づくくらいリラックスしているといいます。このことを裏付けるように、最近のスポーツ心理学の分野ではコンセントレーションとリラクゼーションは相反するものではなく、両方が高まったときこそがベストパフォーマンスを発揮できる状態であることがわかってきています。それは、ゆるゆるにゆるんだ身体でバランスを保っている状態でありながら、集中、緊張が高まりつつある状態ということです。

つまり、コンセントレーションを高め、同時にリラックスできた状態は、その人の持っている能力を最大限に引き出し、存分に使えるようになるということなのです。

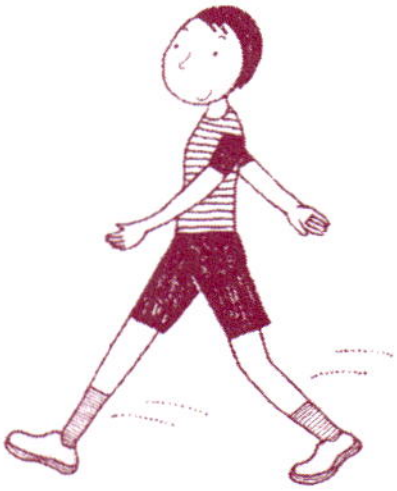

しかし、実際の場面では、コンセントレーションより、リラクゼーションのほうがはるかに難しいことです。

では、どうすれば簡単にリラックスできるのでしょう。そのヒントは、生まれたばかりの赤ちゃんです。赤ちゃんはリラックスの天才です。そしてそれが人間のもともとの姿なのです。赤ちゃんがまったく何も知らない状態から、言語をはじめ驚くほど多くのことをわずか数年で習得していくことができるのは、実は赤ちゃんがゆるゆるにゆるんだ状態にあるからです。それが残念なことに赤ちゃんから子供へ、子供から大人へ成長するにつれて徐々に失われてしまうのです。

したがって、リラクゼーションとコンセントレーションができる状態になるということは、もともと人間が生まれたときに持っていた「潜在能力を発揮できる身体」にリセットするということでもあるわけです。リラクゼーションとコンセントレーションができるようになれば、赤ちゃんのようにリラックスし、自分自身が忘れていた潜在能力を存分に発揮できるようになるでしょう。

人間らしいカラダの実感を取り戻そう！

まったく普通の人が超一流のアスリートのように自在に身体をゆるませ、人間本来の能力を発揮することはできるでしょうか？　答えは「もちろん可能」です。

ただし、正しい知識の習得やトレーニングを積むことをせずに、自在に身体をゆるませることは難しいかもしれません。身体をゆるませるには、ゆるませることに対して、またゆるませる個所に対して意識することが重要になってくるからです。ゆるませたい個所に意識を集中させ、ゆるませるための動作を行えるようになれば、誰でも身体をゆるませることができ、コンセントレーション（集中）とリラクゼーション（ゆるみ）が高まり、本来の能力を発揮することができるようになるのです。

では、どうすれば意識することができるのでしょう。

意識するためには、手が重要な役割を果たしてくれます。小さい頃、ころんだり、どこかに腕や足をぶつけて痛くて泣いたとき、お母さんが手でさすってくれたら痛みが

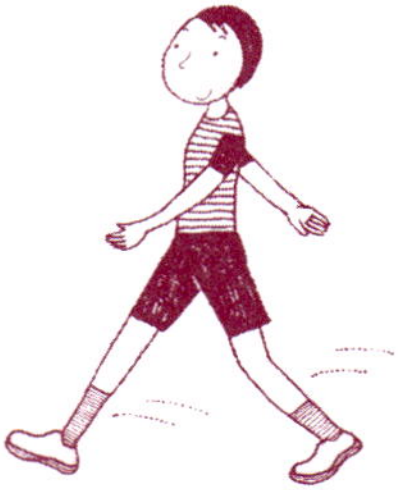

和らいだという記憶はありませんか？　人間は手でさわることで和らぎ、深く意識することができるのです。

昔の子供たちは今の子供たちにくらべて、遊びの中で、自分の身体やほかの子供の身体をさわったり、動物、虫、植物、土、興味をもったものに手で触れる機会が多くありました。さわることで自然に対象を意識できたのです。つまり、手で触れることが人間にとって意識することの重要な要因だということを、体得していたのです。

遊びの中などでごく自然にほかの人の身体やものなどに触れる機会が減ってしまったことは、自分以外の人やものを意識する機会も減ったというだけでなく、さわる強さやさわられたときの感覚も体得する機会が減るということでもあります。こうしたことは、現在の子供の社会で起こっているさまざまな問題とけっして無関係というわけではないように思います。

さて、ゆるませたい個所を手でさわれば感触が得られますから、そこに意識を集中させることは簡単にできます。そして手を離し意識を集中させながら、ゆるませる動作を行えばよいわけです。

カラダの中の異なる組織

人間の身体は大きく分けると、骨格、筋肉、内臓の3つの組織から構成されています。しかし、一般に身体の硬い人の場合は、これらの違いをおおまかにしか感じとることができません。

たとえば、腰のことを考えてください。腰を身体の感覚としてとらえると、何か重くて硬い印象の一塊の物体というイメージで感じているのではないでしょうか。股(こ)関節はどうでしょう。手で大腿骨(だいたいこつ)と骨盤の間をさわってはじめて、このあたりなのかな、ということが推測できるだけではないでしょうか。

しかし、物質的、機能的に考えると骨と筋肉はまったく異質なものです。

筋肉は電気的な刺激を受けて常時伸びたり縮んだりしています。私たちが想像する以上に筋肉はやわらかく、動的な物体です。一方、骨は硬く、200以上ものパーツが組み合わされており、建物でいえば柱や梁(はり)の役割を担って身体を支えています。

両者の違いは、ケガに対する治療の難度の違いによく表れています。

骨折は、実はけっこう治りやすい部類のケガです。折れた個所をギプス等で固定して骨の成長を待つことで、ほとんどの場合、折れた個所が確実に接合してしまいます。

ところが、筋肉が全断裂してしまうと、お医者さんが青ざめるほどのケガになるのです。なぜなら、筋肉は電気的な刺激を受けて常時動くわけですから、どんなに動かしてはいけないといっても、夜寝ている間や、重心がわずか数ミリ動いただけでも勝手に力が入って筋肉が動いてしまいます。筋肉が動けば接合しかかった断裂面は再びはがれてしまいます。ですから筋肉の全断裂は大変なケガということになるのです。

このまったく異なる組織の違いを感じられない状態であれば、そこになんらかの問題があると考えられます。

骨格は全体の組織を支えて力を伝達する装置、一方の筋肉は自らが収縮することで力を発揮する装置です。このように機能や働きが異なる組織であるにもかかわらず、自分の身体の実感として同じになってしまっているということは、それぞれが装置としての機能を十分に発揮できていないということになるのです。このことは内臓と筋肉、内臓と骨格の関係についても、まったく同様のことがいえます。

Step 4
カラダを「ゆる」めてみましょう

ゆる体操で病症や不健康とつきあう

人間の身体は、海の中で生まれた魚類をベースとしてつくられています。魚類の体は海の水と親和するようにゆるゆるにゆるんでいます。人間は陸に上がりさらに重力に逆らって直立したために、本来ゆるゆるな身体を硬く固める習性を身につけてしまいました。そして多くの心身の不健康が、この本来やわらかくあるべき身体が固まったところからはじまると考えられます。

したがって、ゆる体操はほとんどすべての病症に役に立ちます。やり方を間違った場合明らかにマイナスになると考えられるのは、ガン、重い熱性疾患、精神病などです。ゆる体操は新陳代謝と生命力そのものを高めてくれるので、いくつかのタイプの病症を除いたほとんどの病症の改善を助力することが期待できるのです。

とはいえ、ゆる体操は病気を治すための治療法として生まれたものではありません。本格的な病症や、経過によっては重い病症に進行する可能性のある症状については、医

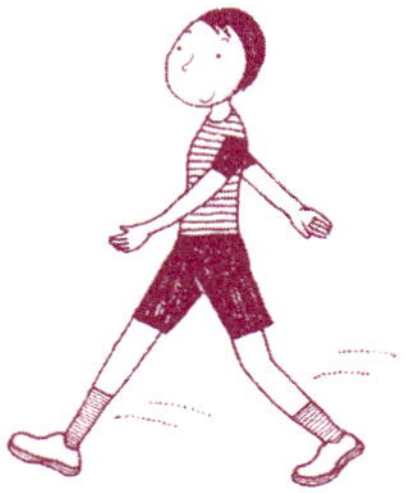

師の診断と治療を受ける必要があります。そしてそうした場合には、ゆる体操は回復の助力をする補助療法となることができます。この場合のゆる体操のやり方は、やさしくゆったりと、ソフトかつデリケートに、ゆすっていることがわからないぐらいにほのかに、細やかに行う方法に限定されます。そしてけっして疲れるほど長くやってはいけません。

ゆる体操が最も活躍できるのは、通常みなさんを悩ませていることの多い、軽い不調や医者にかかるほどでない病症です。次のページにまとめてありますので、参考にしてください。

こんな症状にオススメ

①軽い症状

軽い腰痛、軽い腱鞘炎（けんしょうえん）、軽い生理痛、軽いうつ

②医者に行くほどでない病症や不調

便秘、冷え、不眠、眼精疲労、飲み過ぎ、二日酔い、疲労、全身疲労

③生命にかかわる病症ではないが医者に通っても治りにくい慢性疾患や体質体癖

慢性リウマチ、虚弱体質、冷え性、姿勢や歩き方のクセ

④不健康からの脱出

老廃物の除去、免疫力の向上、血液・体液循環の改善、自律神経・ホルモンバランスの改善

⑤病気の予防

心臓病、肝臓病、脳血管障害、腰痛、腱鞘炎、変形性膝（しつ）関節症などの予防

また、ゆる体操とほかの方法を同時に行うといっそう効果的になる場合もあります。生活習慣の改善や食事療法、

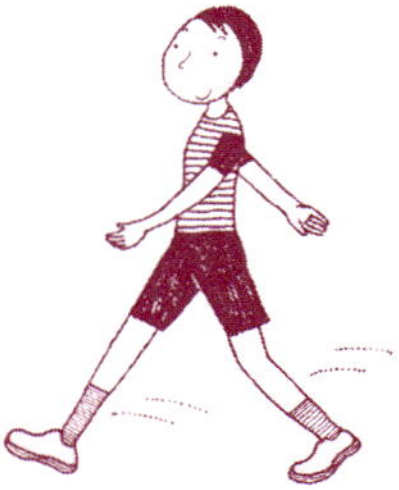

音楽やアロマテラピー、スポーツ、呼吸法やストレッチなど、上手に併用できるものもたくさんあります。

さらにゆる体操は、ストレスの克服、気分転換、集中力アップ、美肌や美しい身体そのものをつくるのにも効果的です。特に精神面での効果は抜群。身体内部からの全身的美容効果にも抜群の力を発揮します。美肌やシェイプアップなどに、上手に役立てましょう。そして美容の場合も、エネルギー消費、カロリーコントロールなど、ほかの方法とうまく併用させるとよいでしょう。

注意事項を守りましょう

①やさしくデリケートに

首と頭を激しくゆすってはいけません。首と頭は特にソフトかつデリケートにゆる体操を行ってください。

②病気や障害がある場合

病気や障害がある場合は医師による治療を優先させてください。ゆる体操を行う場合は慎重に取り組み、症状が悪くなるような場合は直ちに中止し、医師に相談することが必要です。

③疲れているときの無理は禁物

疲れがひどいときに無理に行ってはいけません。休養が第一です。休養の手助けとして仰向けに寝て行うゆる体操「寝ゆる」を無理のない範囲で行う程度にしましょう。

④オーバートレーニングに注意

長時間、多頻度に行うとゆる体操の効果は高まります

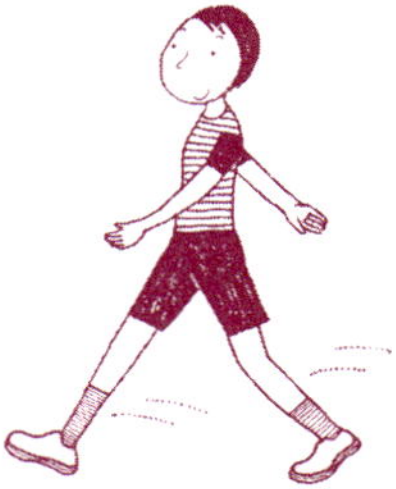

が、一方で脳神経系の疲労（オーバートレーニング）を起こす危険があります。ゆる体操をやるとかえって頭が重くなる、目がボンヤリしたり視界が薄暗くなる、肩と首がこるなどの状態が現れたときは、オーバートレーニングの可能性があるので、直ちにストップし、1〜2週間してから様子をみて再開し、少しずつ増やしていってください。1〜2週間休んでも症状が改善しない場合はほかの原因が考えられるので、医師の診療を受けましょう。

ゆる体操の進め方

基本編と実践編に分けてやることをおすすめします。また、安全のために必ず注意事項をよく読んでからはじめてください。

（基本編）

全身をまんべんなくひと通り流していく方法です。

毎日5〜15分を習慣とし、必要に応じて部分的に実践編を行いましょう。

（実践編）

実践編は個人個人で異なる要求や特有の症状のみに対応する部分的もしくは特殊な方法です。

毎日の基本を行ったあと、必要に応じ必要なものを必要な時間と頻度で行いましょう。

普通は基本編と実践編をあわせて１日に10〜30分が適当です。ほかに週に１日はゆる体操のくふう研究日をつくり、すこし長めに時間を使って体操自体を上達させるくふうをするとさらによいでしょう。

ゆる体操

基本編

「ゆる」は、「ゆする」「ゆれる」「ゆるむ」をキーワードに、身体の中の固くなった部分を動かしながらときほぐしていく、軽い体操です。簡単に、しかも自分ひとりで道具も場所もいらずにできますから、いつでも、どこでも手軽に実践できます。

まずは、基本になる3つの「ゆる」からはじめてみましょう。

基本のゆる体操１

ほゆる
〈骨のゆる〉

「ほゆる」とは、骨に対して行う「ゆる」のことで、身体にあるすべての骨をゆるめることを目的にしています。
手や腕、肋骨（ろっこつ）、肩甲骨（けんこうこつ）、骨盤、股（こ）関節、背骨などの身体中の骨あるいは関節を１つ１つ意識しながら、その部分がゆるゆるトロトロのクリームやミルクのようになったイメージでゆすります。このイメージはとても大切です。

手～腕

力を抜いて、腕をぶらりとさせ、ひじから先をゆすります。次に手で手をさすって、骨を意識しながらゆるめます。

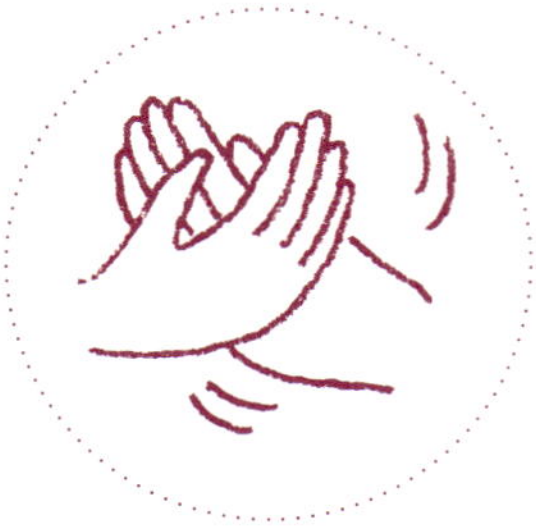

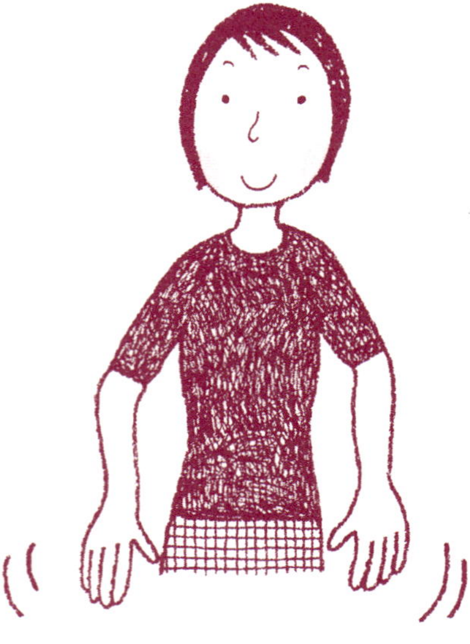

腕〜肩

手の骨をゆるめたら、次に腕から肩へとゆすってゆるめます。

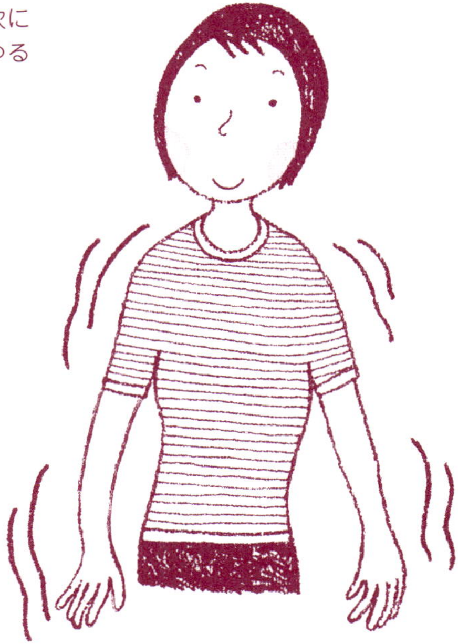

足先

足先で片方の足先をさすり、交互にゆるめます。

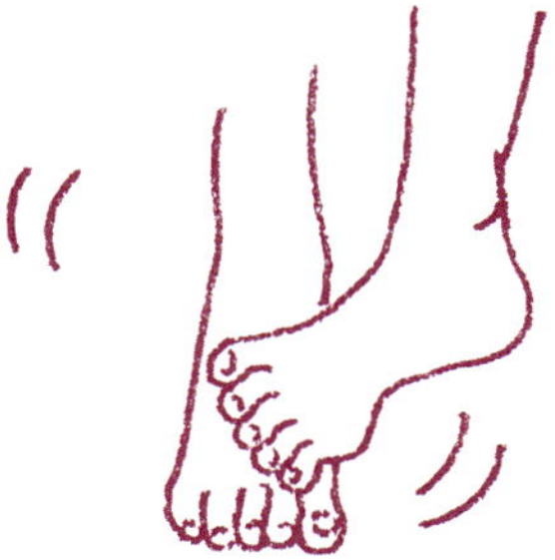

足〜股関節

すね、ひざ、ももの骨、腰骨の前と横をそれぞれ意識しながらさすります。そして腰骨をさすりながら、左右にゆらします。

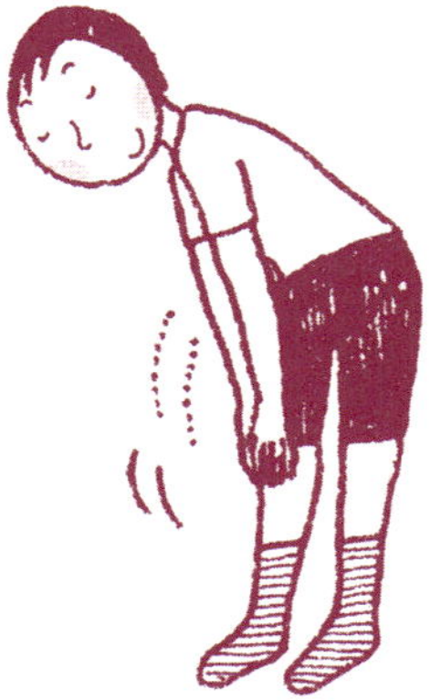

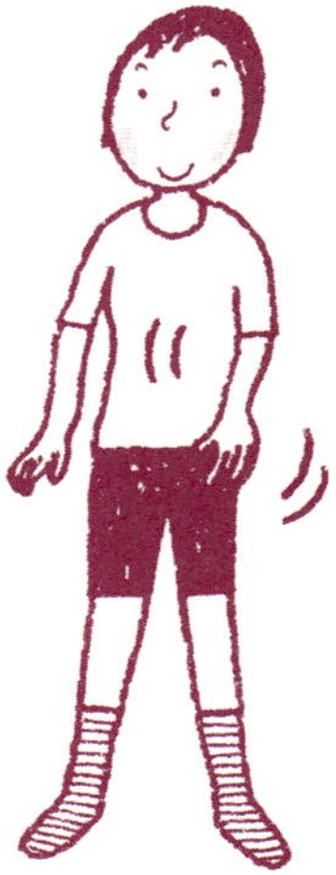

腰骨

腰の裏側の骨（おしりの少し上）に手を当てて上下にさすります。そして腰を中心に上半身を左右にゆらします。

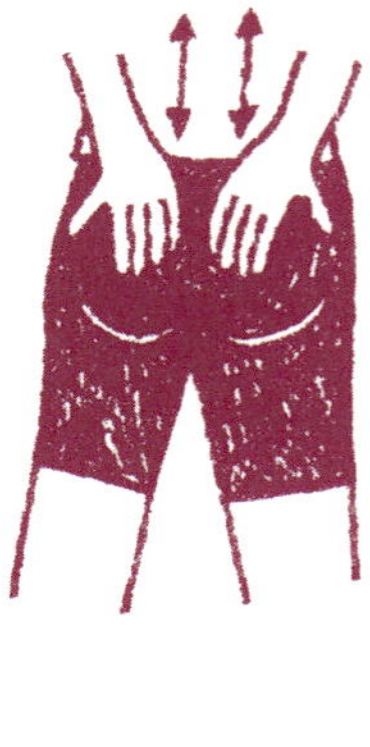

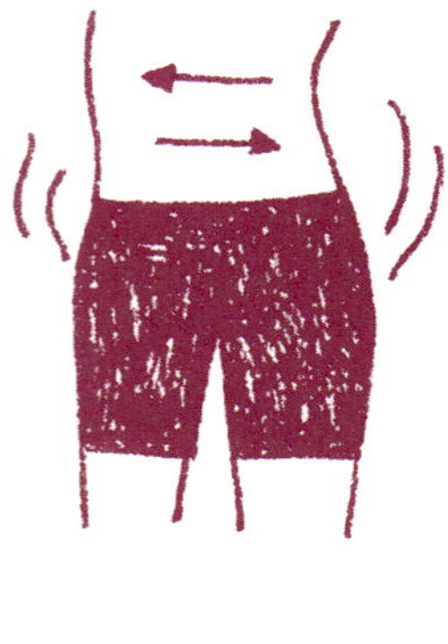

頭～首

首の後ろ側を手でさすってから、頭全体をゆったりゆすります。

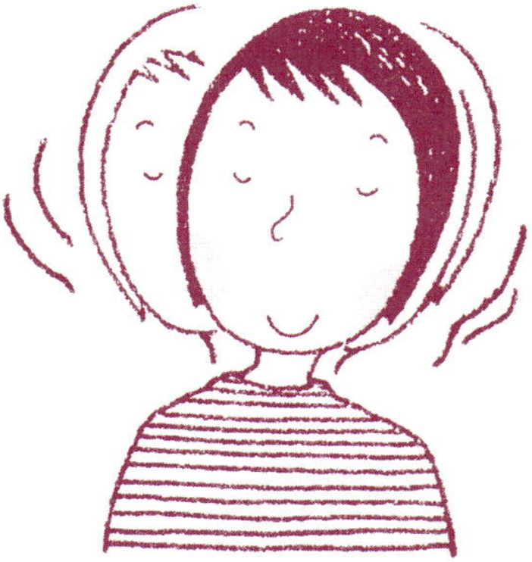

背骨～肩甲骨

背骨、肩甲骨（けんこうこつ）を意識しながら身体を左右にゆらします。

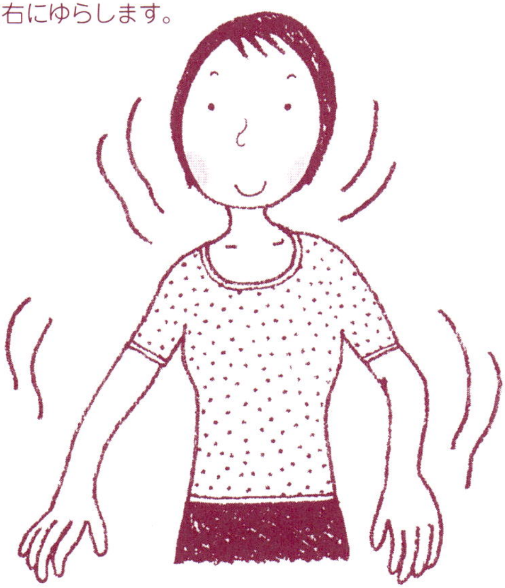

肋骨

肋骨（ろっこつ）に手を当てて、左右に大きくさすりながらゆすります。

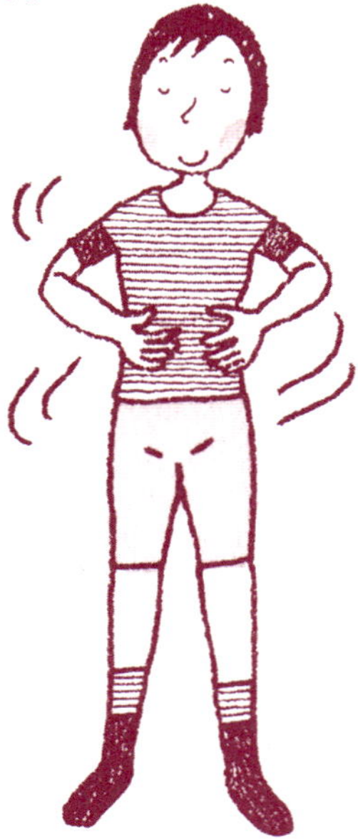

全身

最後に全身のゆるを行います。身体がほぐれるようにゆったり全身を左右にゆらしゆるめましょう。

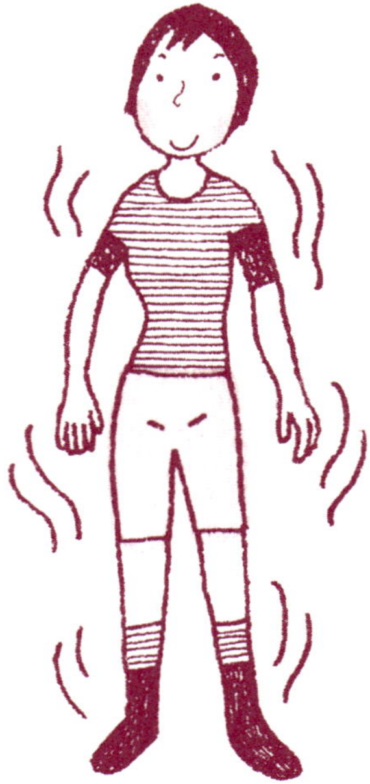

※背骨、特に上部（拘束背柱）は固くなりやすいうえに、ゆすることが難しい部分です。誰かとペアを組み、背中のまわりの筋肉をよくほぐしてから、上から下へ背骨の突起を指先でつまみ、1つずつゆすってゆるめてもらってください。

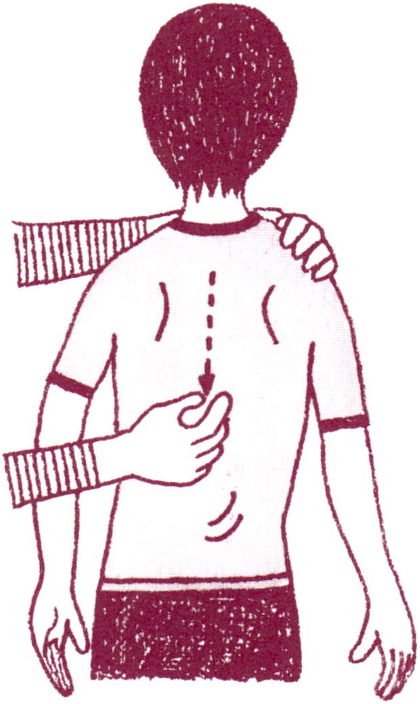

とにかく意識しにくいところ、ゆるめにくいところは手でさすることです。イメージは必ずクリームかミルクになるように、です。そして自分でさすれないところは、人にさすってもらいましょう。返礼は忘れずに。

基本のゆる体操2

ぞゆる
〈内臓のゆる〉

「ぞゆる」は、すべての内臓に対して行う「ゆる」です。肺や胃、腸、肝臓、腎臓(じんぞう)、子宮、そして心臓や脳、眼球までもゆるめてやります。この「ぞゆる」は生命力を高める「ゆる」ですから、注意深く丁寧に行うようにしてください。それぞれゆるめる臓器を意識しながら、最初はその部位に手を当てるなどして、臓器の固いこわばりが取れ、フワフワにやわらかくゆるゆるトロトロになる状態や、臓器がきれいな水で洗われている状態をイメージしてゆすります。

脳、目

目を閉じ、頭部をゆっくりとやさしくゆすります。特に脳は静かに丁寧に。ゆるゆるトロトロになってきたら、そのままきれいな清水で洗われているイメージでゆすりましょう。

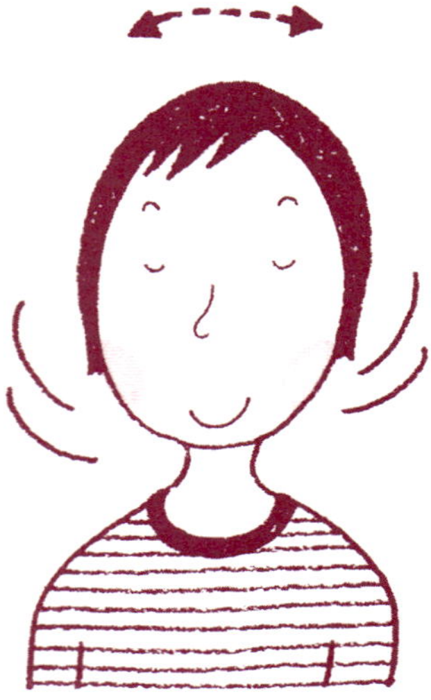

肺、心臓

1 リラックスした状態でイスに座ります。ゆっくり呼吸し、肺のまわりの筋肉をゆるめましょう。
＊肺に素晴らしくさわやかな高原の風が入ってくるイメージで。

2 座ったまま上体をゆったりと左右にゆすり、肋骨と肋間筋、さらに肺をフワフワにゆるめましょう。

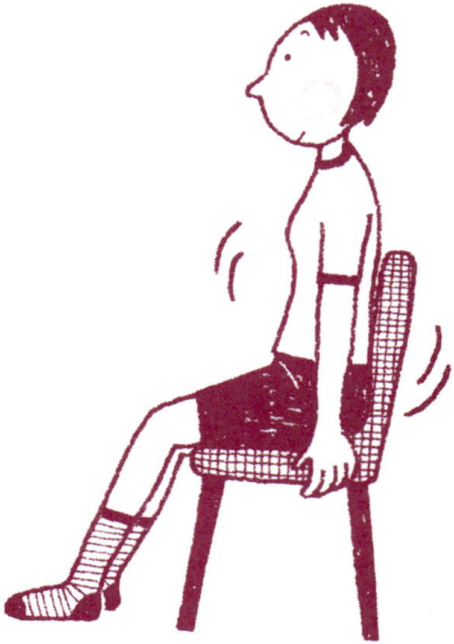

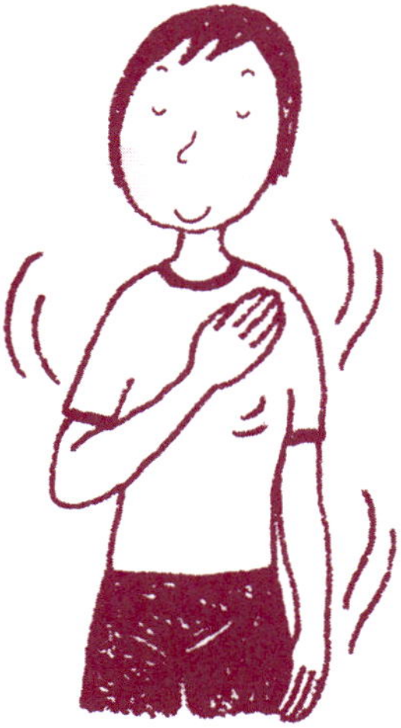

3 胸の中心から少し左肩に近い部分を手でやさしく十分にさすります。さすりながら上体を左右にゆったりとゆすり、胸の中央の心臓とそれにつながる太い血管をおぼろげに想像し、気持ちよくなるようにとつぶやきながら、ゆるゆるトロトロフワフワにやわらかくなるようにゆすりましょう。

内臓

1 イスに座って、両腕をダラーンと身体の横にたらし、胃腸の重みを感じるように腹部を左右にゆすります。そしてさらにゆるゆるトロトロフワフワにやわらかくなるイメージでゆすります。

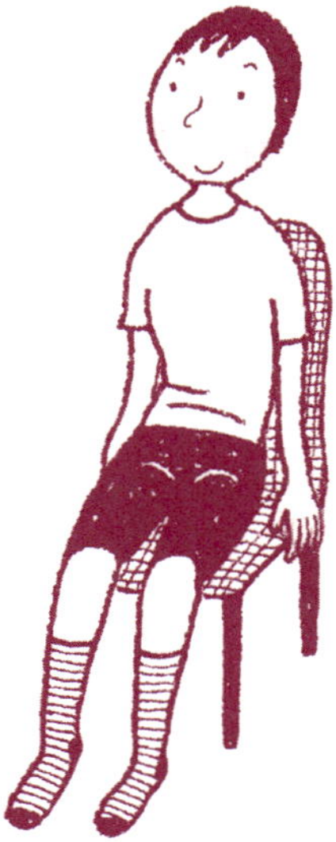

2 腹部を大きくふくらませたり、へこませたりします。内臓全体をマッサージするつもりで。
＊背中が丸まらないように座りましょう。

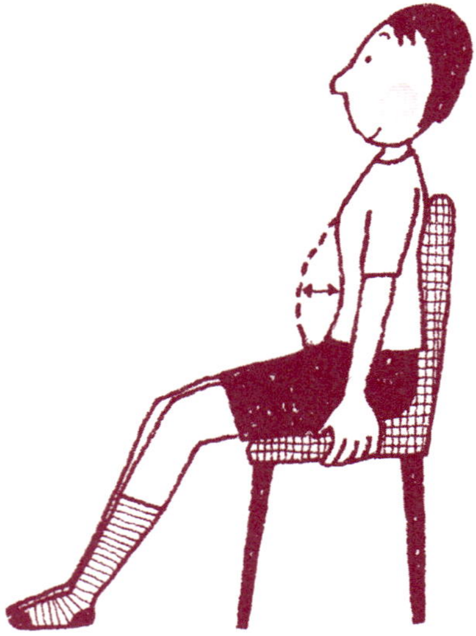

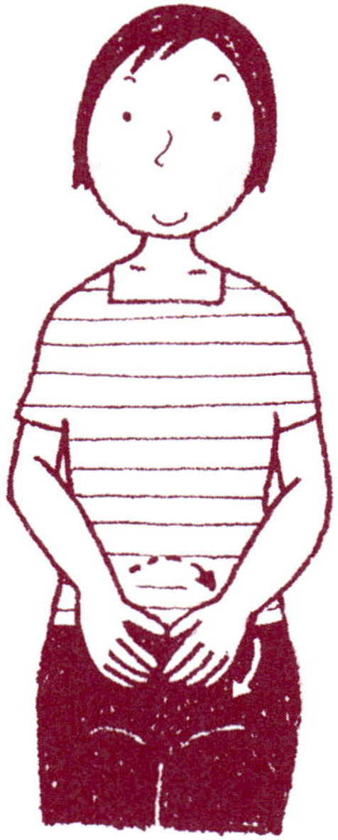

3 そのまま腹部をゆすり、内臓全体のゆるを行います。次に腹部に両手を当てて、やさしく下腹部を軽く押すようにもみほぐしましょう。
＊右まわりにもみほぐしましょう。
＊けっして強く指先で押し込まないこと。

重要な生命作用を担っている内臓が、ゆすっただけで元気になるなんて、こんなにありがたいことはありません。それは固まるということが生命に、マイナスになることの証明でもあります。
また、「ゆるゆるトロトロフワフワ」などのイメージでゆすれば、効果はさらに倍増します。内臓１つ１つを意識しながら、このようにイメージすることを大切にして、ゆるを行いましょう。

基本のゆる体操3

きゆる
〈筋肉のゆる〉

最後の「きゆる」は、全身の筋肉をゆるめる「ゆる」です。「ほゆる」や「ぞゆる」と同様、ゆるめる部分を意識して、筋肉がゆるゆるトロトロとしてさらにフワフワにやわらかくなっていく状態をイメージしてゆすってやります。
この筋肉の「ゆる」は、3つの「ゆる」の中でいちばん感覚としてとらえやすい部分でしょう。もし、ほかの2つの「ゆる」がうまくできなかったり、どうも取り組みにくいと感じるのであれば、先にこの「きゆる」から取り組んでみてください。

腕

1 仰向けになって両腕を垂直に上げ、前腕がゆるゆるになるイメージでゆすります。続いてひじから肩にかけて意識してゆすりましょう。

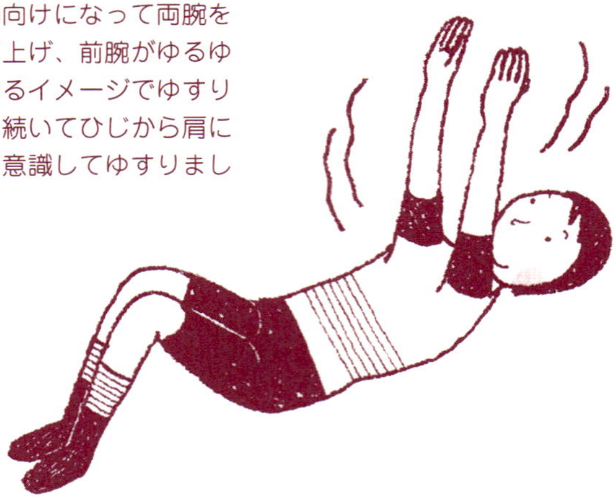

2 立ち上がって、左右の肩を交互に小さく上下にゆすります。続いて両肩をすくめるように引き上げ、力を抜いてストンと下ろします。

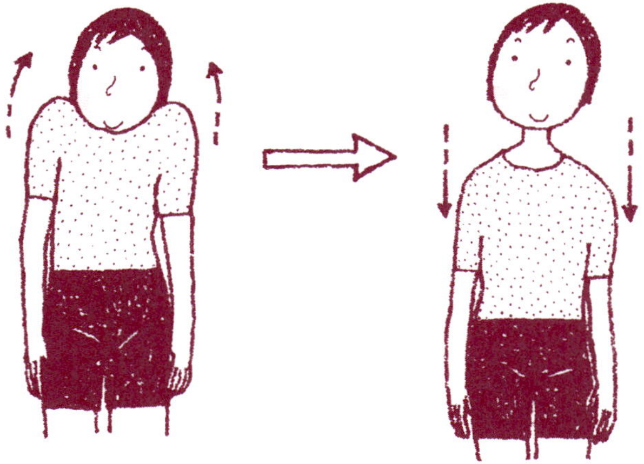

3 仰向けになって、肩を大きく前後に回してゆすります。

4 腕を前腕、上腕にわけて片腕ずつさすります。腕への意識が高まったら、再び1のように腕のゆるを行います。

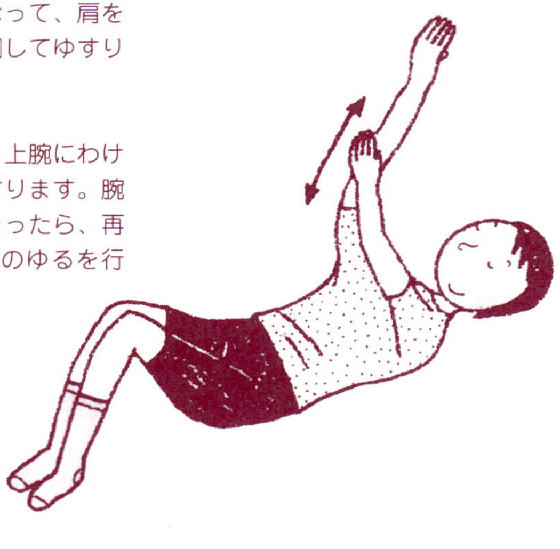

5 肩まわりがほぐれるように、手を当ててさすりながらやさしくゆすります。

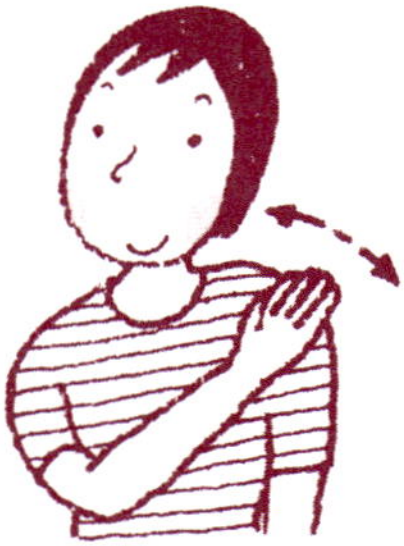

6 立ち上がって、両腕を前後に大きく振ります。仰向けになって行うときは、ひじから先を動かしましょう。余分な力を抜いて、十分にゆるめましょう。

7 両腕を身体に巻きつけるように左右にゆったりと振り回し、身体を回転させます。

8 力を抜いて交互に腕を前後に振り、腕の振りに合わせて、十分ゆるむようにその場歩きをします。

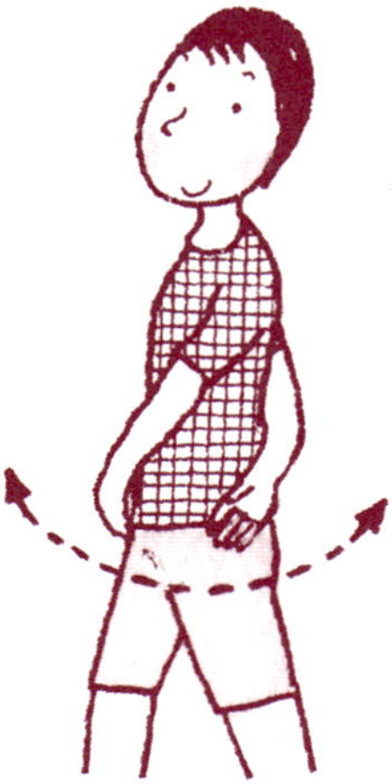

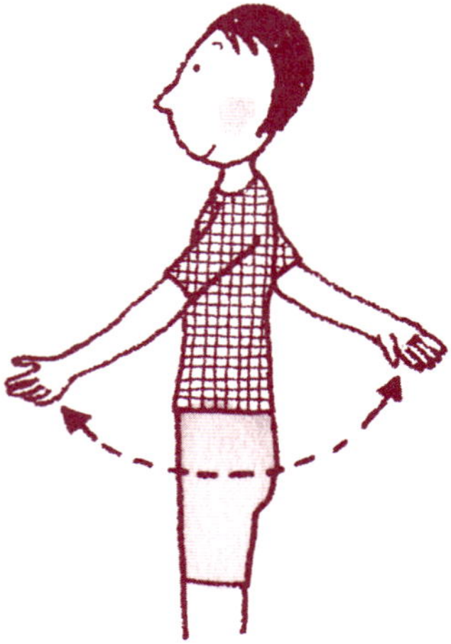

脚部

1 イスに座って両脚を軽く曲げ伸ばしゆるめます。

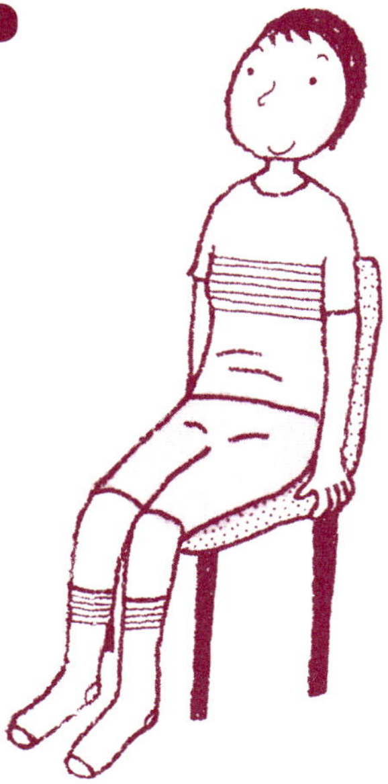

2 足を伸ばして、両方のかかとを床に着けたまま、足首から先を左右にゆすります。

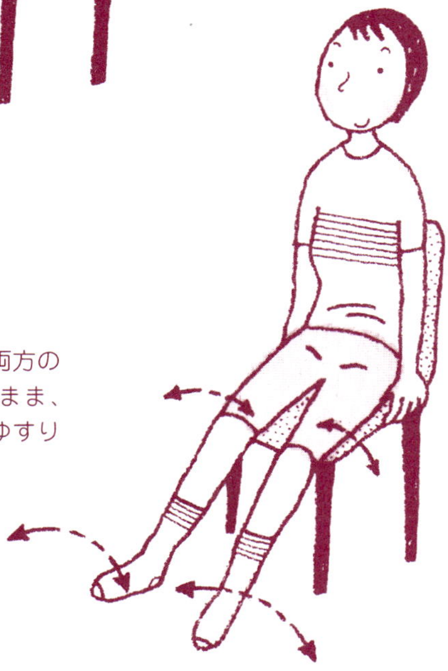

太もも、ふくらはぎ

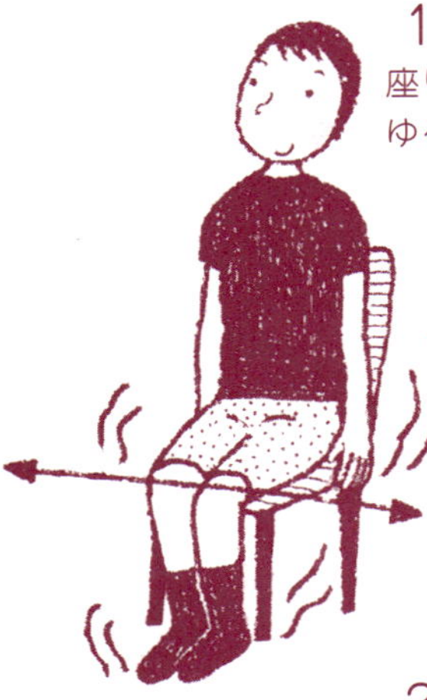

1 足先をイスに近づけて座り、ひざを左右に筋肉がゆるむようにゆすります。

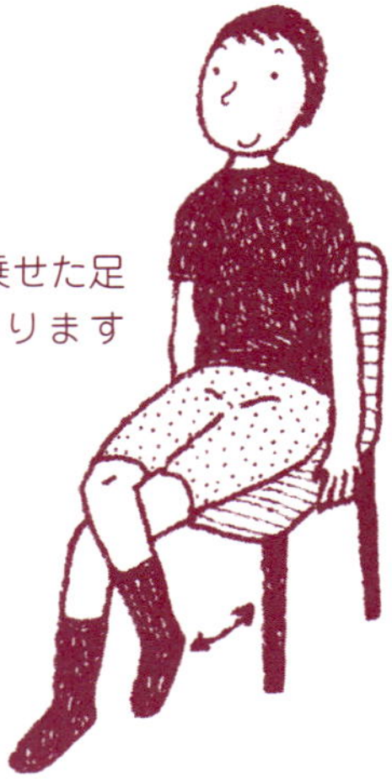

2 足を組んで、乗せた足先をブラブラゆすります（両足とも）。

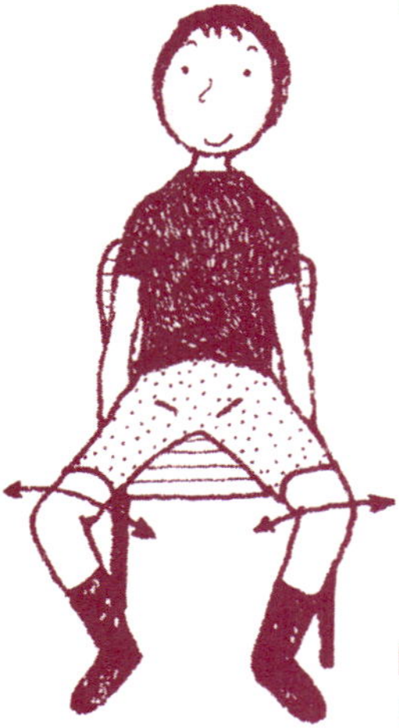

3 ひざを大きく閉じたり、開いたりして、股関節まわりをゆるめます。

4 片方のひざを両手で引き上げ、少し弾みをつけるように、股関節の前側をほぐします。

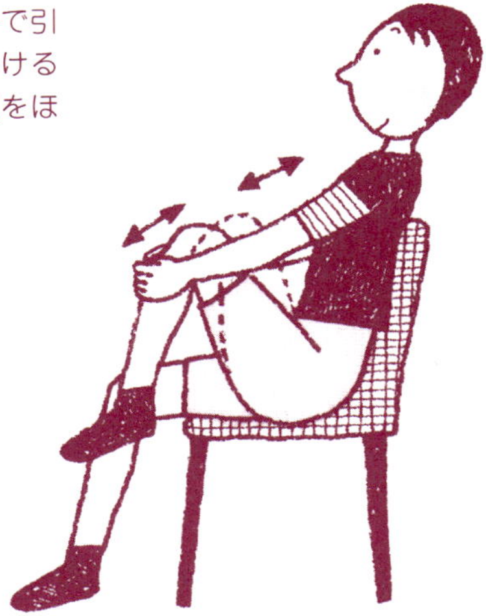

5 手をひざの下に入れ、少し持ち上げて、ひざから下をゆったりと振ります。
＊左右交互にゆすります。

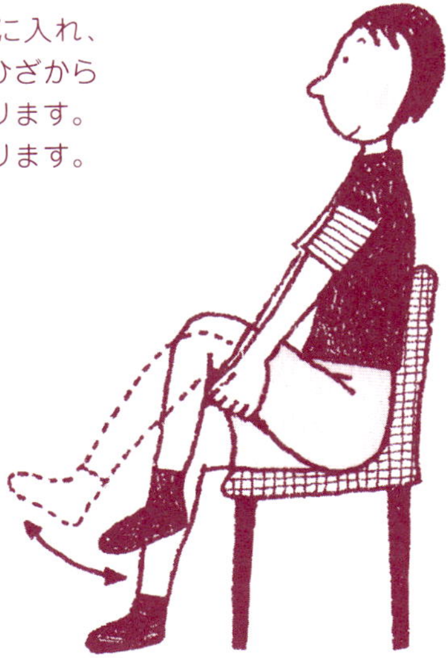

腰

1 イスに浅く座り、両手でイスの座面のはじをつかみ、両腕で身体を支えながら腰を左右にゆすりゆるめます。

2 腰がゆるんだら、両手をダラーンとたらし、背中のほうもゆすりゆるめます。

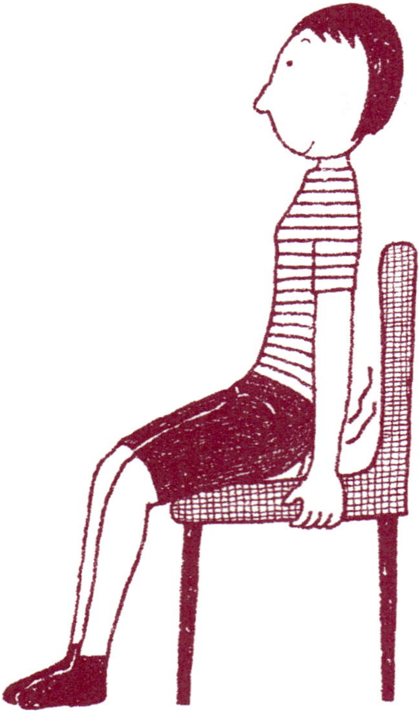

首

1 やさしくデリケートに首をゆすります。けっして強くゆすりすぎないように。首がゆるんだら背中の筋肉もゆすりゆるめます。

2 上半身も首に合わせてゆっくりと左右にゆすります。

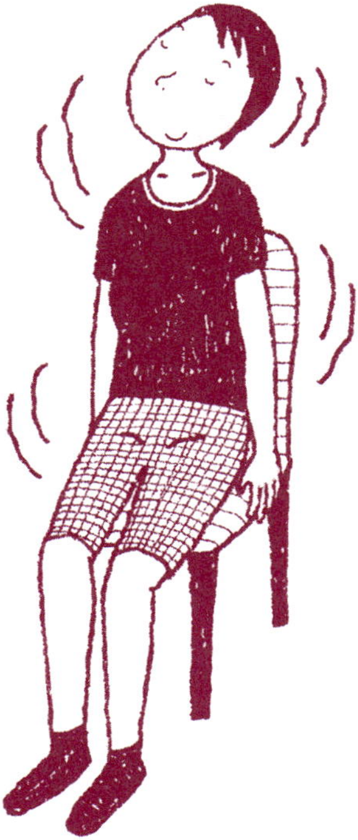

筋肉はさわったりつかんだり伸ばしたりすると、意識がとても高まります。ゆるませにくい筋肉はどんどんさわってつかんで、足りないときはさらに伸ばしてゆすりましょう。

第2章

ゆる体操
実践編

固まっているところを探してみましょう

「ゆる」を行う前に、まず身体の中でこっているところや固いところ、こわばっているところを探してみましょう。探し方はとても簡単です。

まず、立った状態で身体全体を軽く、ゆったりとゆすってみてください。身体の中にゆれるところ、あまりゆれないところがあることが感じられると思います。そのあまりゆれないところがこわばっている部分、緊張が抜けないままになっている部分です。

次に、この部分をゆれるようにします。ゆらし方や強弱、ゆらす方向を変えるなどいろいろくふうしながら、自分がいちばんゆれると感じることができるやり方を見つけてください。

比較的やりやすいのは、手先から腕、肩へとゆらし、上半身をゆする方法でしょう。自分でやわらかくゆれている感じがわかるようになったら、もうそこはゆるんできている証拠です。するとその部分はさらにゆすりやすくなりますから、さらによくゆれるようになり、ますますゆるんでいきます。

このようにして、「ゆする」→「ゆれる」→「ゆるむ」の循環を繰り返していくことで、より深くやわらかいゆるみが得られるようになってくるのです。

ただし、「ゆる」を行うにあたっては、次のことに注意してください。

やりはじめてまだ間もない時期に長い時間「ゆる」を行うと、頭が非常に疲れることがあります。せいぜい15〜20分程度にしましょう。

また、首や頭をけっして強くゆすらないでください。ソフトかつデリケートにゆするようにしましょう。特に頭には人間の身体にとって重要な脳が入っています。やさしくゆっくりと丁寧にゆするようにしてください。

実践編・
こんなとき

疲れた～
〈慢性疲労、全身の疲れ〉

全身に疲れがたまってなかなか抜けないときは、筋肉だけでなく内臓や骨もこり固まった状態になります。そうすると血液・体液・気の流れが滞り、疲労物質が蓄積され、免疫力も下がってしまいます。このようなときは全身のすみずみまで「ほゆる」「ぞゆる」「きゆる」を丁寧に行いましょう。

❷魚をイメージし、波に乗っているように大きくゆったりゆるめます。

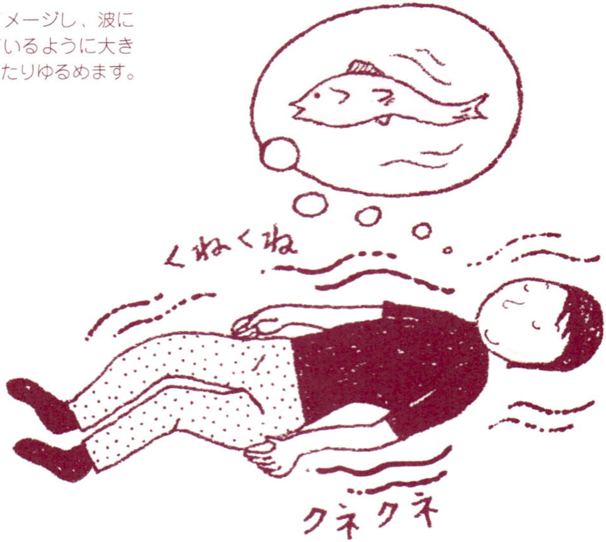

1 ひどく疲れていて何をやるのも嫌だというときは、寝てゆるをやりましょう。まず、さすって気持ちのよいところを軽くさすってから、腕・脚・首などのゆすりやすいところからはじめましょう。

2 腕・脚・首のゆるが刺激となって、肩・腰・背中のゆるがやりたくなってきたら成功です。動かしやすいよう、ゆすりやすいように魚をイメージしてクネクネゆるめましょう。

3 立ってやる元気のあるときは、筋肉(きゆる)、骨(ほゆる)、内臓(ぞゆる)の順で、ゆすりやすいところからゆすりにくいところへとゆったりと丁寧に行いましょう。

疲れた～
〈飲み過ぎ、二日酔い〉

肝臓は血液を作り出す重要な器官です。「疲れた～」というときは肝臓のゆるを多めに行って、ゆるめてあげましょう。食事の5～10分前に行うようにして、食事後は少しでも横になるようにしましょう。

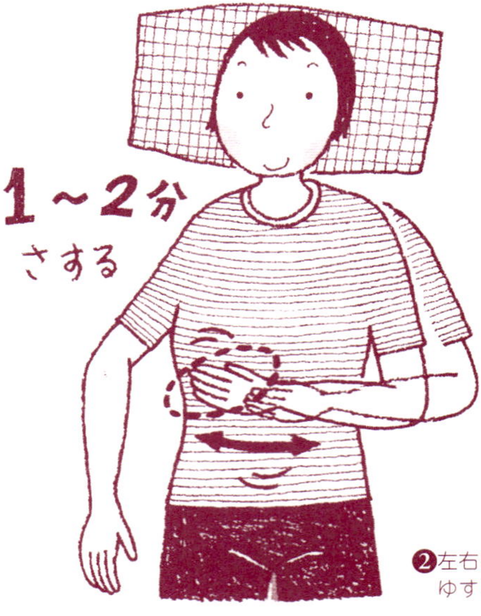

❷左右に大きくゆったりゆすります。

1 肝臓は血液が流れにくい器官なので、血液を流れやすくするために仰向けになります。肝臓の位置は右わき腹の肋骨（ろっこつ）が途切れるあたりです。

2 左手で右わき腹の肝臓のあるあたりの肋骨を、1〜2分程度さすります。

肝臓に直接触れるイメージで。

3 さすった部分を意識して、ゆるを行います。

肝臓が元気になるようなイメージで。

ツラーイ痛みや「こり」
〈首、肩〉

「こり」は誰でもツライもの。治りにくいうえ、ほかの病気を引き起こす厄介な症状です。直接の原因は首、肩、背中の筋肉が固くなって血行が悪くなることにあります。
こっている場所を意識してゆるめて、「こり」を解消しましょう。

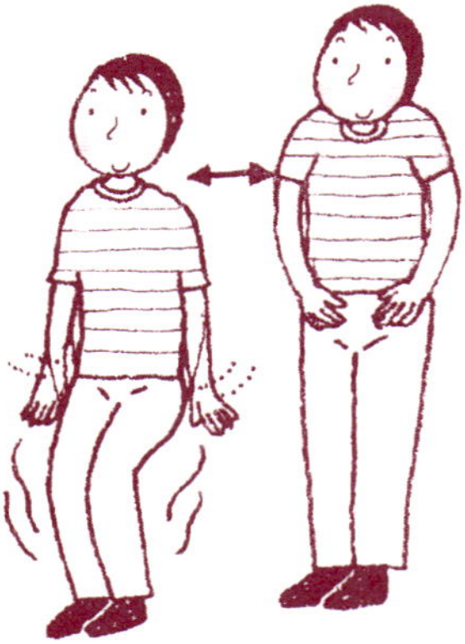

❷肩の力を抜き、ひざを使って腕をぶらんぶらんと上下に動かします。

❸腕を右に左にゆっくり動かします。足は腕と反対側に動く感じで。

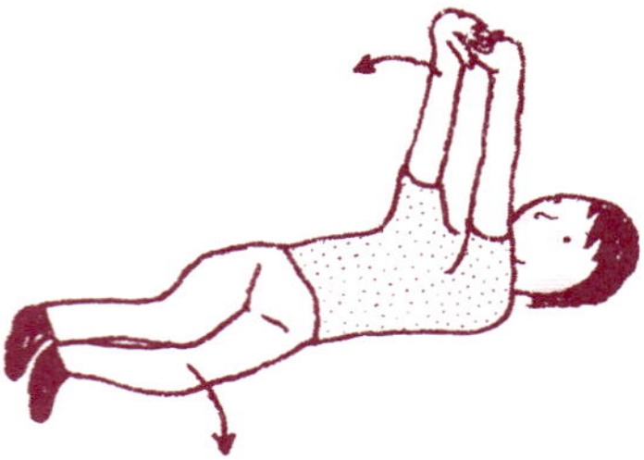

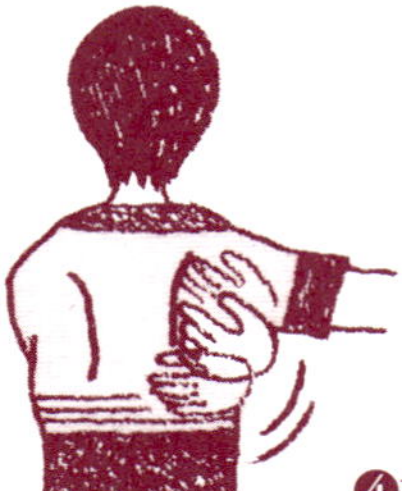

❹左右交代でゆるめます。

1 両肩を上げ、力を抜いてストンと落とす動作を繰り返すことで、「こり」の場所を意識します。さらにこっているところに反対側の手をかけて身体をゆすります。

手が肩の筋肉にずぶずぶ入り込んでいくようなイメージで。

2 立った状態で、ひざを小刻みに屈伸させて肩から腕を中心に全身を上下にゆすります。

3 仰向けになり、首から背中にかけてのきゆるを行います。手を横に広げ、さらに天井のほうに上げて手を組み、左右にゆっくりゆり動かして肩甲骨(けんこうこつ)付近をゆるめます。

4 広背筋(こうはいきん)からわきの下あたりを手でさすりながらゆるめます。

ツラーイ痛みや「こり」
〈腰〉

腰の痛みやこりはデスクワークなど一定の姿勢を長時間続ける生活習慣を遠因とするものが大半をしめます。痛みやこりはウエストラインのすぐ下の付近に感じるものですが、原因がさらに下方の股(こ)関節の周囲の筋肉のこりにある場合も多いのです。そのために股関節まわりを含む広い範囲にゆるを行うと効果的です。

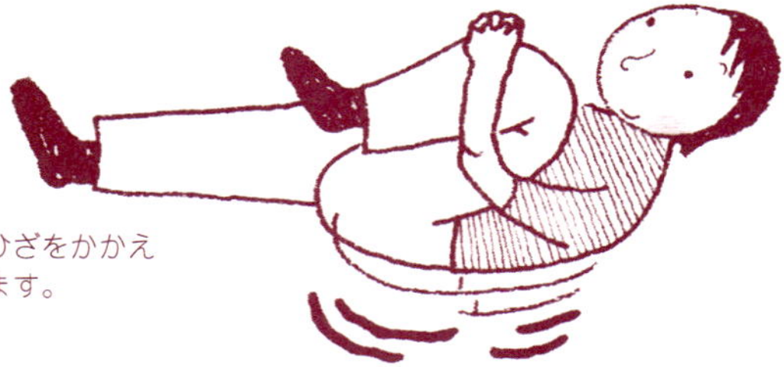

❷片足ずつひざをかかえてゆすります。

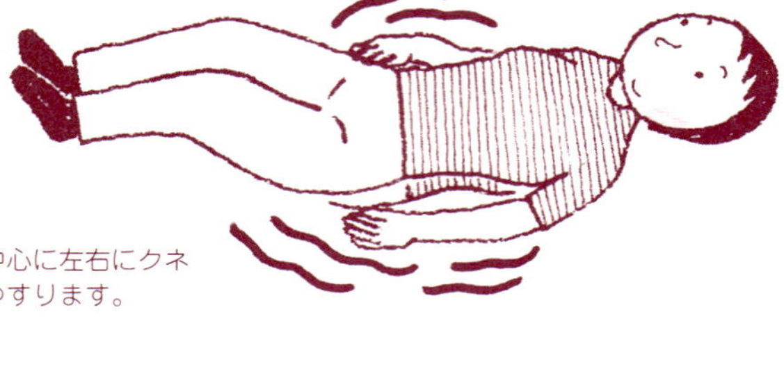

❸腰を中心に左右にクネクネゆすります。

1 腰に痛みがある場合は、痛い部分の外側（周辺）から少しずつ中心部に向かってときほぐしていくように、慎重にゆるを行ってください。立ってするのがつらいときは、寝ゆるで行ってみましょう。強い痛みについては医師に任せましょう。

2 こりや疲れの場合は、仰向けになり、両手を使って片足ずつひざを腹に引きつけながら、股関節まわりがもぞもぞ動くようにゆすり動かしてください。

3 さらに腰の真ん中の仙骨（せんこつ）付近から腰椎（ようつい）まわりをクネクネ魚のようにゆすり動かしてください。

4 寝ゆるができない場合は、立ってあるいは座って股関節まわりと仙骨、腰椎付近のゆるを行うのも有効です。

頭が痛い、重い
〈頭痛、目の疲れ〉

つらい頭痛、目がしょぼしょぼする、1日仕事をしたあと頭が重い、そんな人は頭と目のゆるを実践してみましょう。1日の終わりに、疲れた頭、目をリラックスさせてあげることでたいていの頭痛、眼精疲労などは改善されます。また続けることで、疲れにくくなる効果もあります。

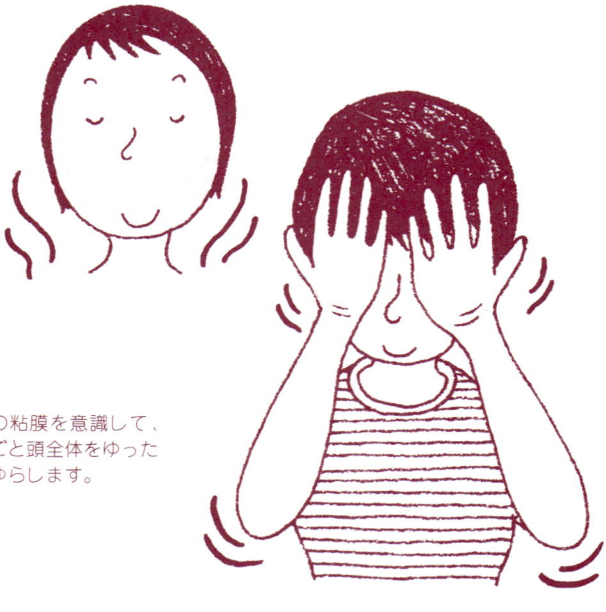

❸目の粘膜を意識して、首ごと頭全体をゆったりゆらします。

1 頭の疲れや血行の改善には、手足の末端の器官に刺激を与えることが効果的です。まず、手、足をさすり、ほぐしながらゆるめ、ゆすります。

手は手で、足は足で行います。

2 脳がゆるゆるになるようイメージしながら、頭をゆすって脳全体にゆるを行います。このときけっして強くゆすらないようにしましょう、大きくゆするときはゆっくり行ってください。

頭の中がきれいな水で気持ちよく洗われているイメージで。

3 眼精疲労は、目の疲労というだけではなく、同時に視神経の疲労でもあるので、目を閉じ、眼球の中やさらに目の奥のほうまでも意識しながら、ゆるを行います。

リラックスできる姿勢で、まぶた(目)を手で軽く覆ったり、タオルをきれいな水(ミネラルウォーターなど)で濡らし、目にのせて頭のゆるを行うのも効果的です。

「冷え」解消！
〈血のめぐりをよくする〉

「冷え」は血行が悪くなったことから起こる症状です。身体全体の血行がよくなるようにゆるを行います。身体中の血管が広がり、ゆったりと血液が流れるようなイメージで行いましょう。

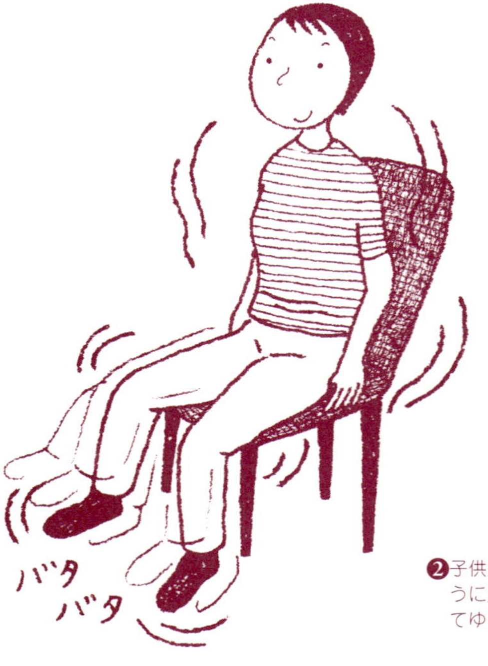

❷子供がだだをこねるように足をジタバタさせてゆるめます。

1 まず手や足の末端の器官をさすり、ゆるめていきます。

手は手、足は足で、指1本1本を意識しながら丁寧にさすります。イスやベッドに座って、手足のすべての指を１本１本手でつまみ動かし、さすると、さらに効果的。

2 手の指と手のひらをプラプラにゆすってゆるめます。そのプラプラした感じで前腕から上腕へとゆるを進めていきます。続いてイスに腰かけるか、仰向けに寝て、子供が両足をパタパタさせるようにゆすって足からすね、ふくらはぎ、太ももを順にゆるめていきます。

3 手、足がゆるんできたら、身体全体のゆるを行います。

ストレスに打ち勝つ！
〈リラックスしたい〉

緊張しているときは、肋骨（ろっこつ）の筋肉（肋間筋（ろっかんきん））と背骨まわりの筋肉が固まるため、呼吸が浅く、動きがぎこちなく、内臓の働きが乱れてきます。肋骨と背骨の「ほゆる」、肋間筋と背骨まわりの筋肉の「きゆる」が効果的です。時間のあるときはさらに全身のゆるを行ってください。

❷手でさわって意識を高め、肋間筋、肋骨、胸骨をゆるめます。

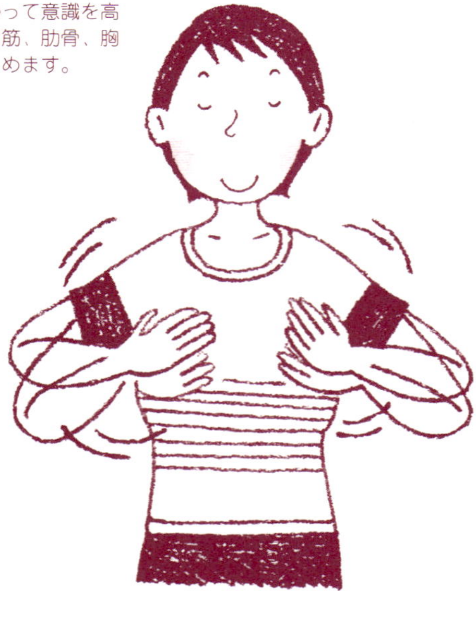

1 首から肩にかけて筋肉をゆるめるように、肩を気持ちよく上下に動かし、次に肩を回してみましょう。力が抜けるように行うことがポイントです。

2 手で胸とわきの肋間筋をよくさすり、ゆるめましょう。続いて同じく肋骨と胸骨（きょうこつ）（胸の中央にある平らな骨）を丁寧にさすりゆるめましょう。

3 さすって意識が高まったところで、胸とわきの筋肉と骨に丁寧にゆるを行います。その感じで背中側の筋肉と骨にゆるを行います。表面から深部の肋間筋まで、じっくりとゆすりゆるめましょう。

4 少し難しくなりますが、背骨とそのまわりの筋肉のゆるにも挑戦してみましょう。さらに効果が深まります。

たくさんある背骨がやわらかくパラパラに分かれてくるイメージで。

ストレスに打ち勝つ！
〈気分転換1 ちょっぴり感じた飽き対策〉

型にはまった仕事や生活にちょっぴり飽きを感じたときは、落ち込んだ場合と違って、気持ちのエネルギーに余裕があります。ですから 1、2 のゆるのほかに、自分の部屋でひとりでジックリと全身のゆるをやるというのも効果的。3〜4日続けただけで、少々の飽きはどこかへいってしまうものです。

❸手足が大きく振られていく感じで歩きます。

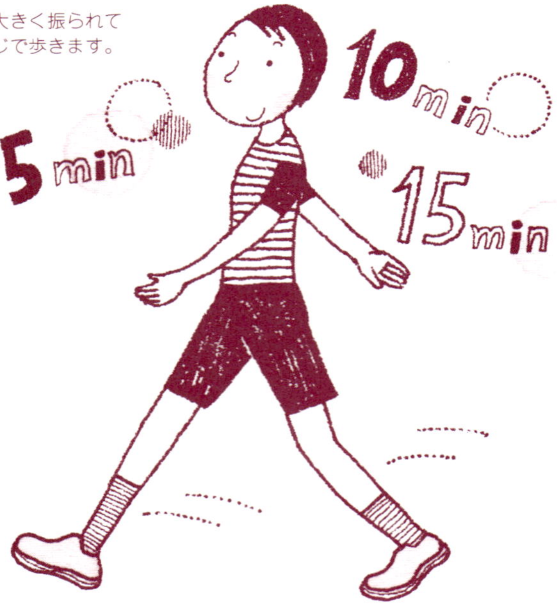

1 ダジャレをつぶやきながらの「お笑い系ゆる」をやってみましょう。肩甲骨(けんこうこつ)のゆるをやると「健康だ〜」、次は「さーこっつだ(鎖骨(さこつ)のゆる)」、あばら骨(肋骨(ろっこつ))は「あーっバラバラ」、大腿骨(だいたいこつ)は「だいたいこの辺」、次は肺ですねー「ハイ」、胃と肝臓のゆるをやらないと「いかんぞう」……、ほかにもたくさんあります。1つ2ついってみてもバカバカしいだけなのですが、5つ6つと続けていくと、思わず「プッ」と吹き出したり、「クスッ」と笑顔がこぼれたりしてしまうのです。

2 ゆるをやりながらのウォーキング、「ほどゆる歩き」をやってみましょう。歩けば歩くほどゆるむように身体のいろいろな部分をいろいろにゆすり、ゆらすようにくふうして、5分後、10分後とどんどん身体がゆるみ、帰ってくるときが最高にゆるむように歩いてください。

→column・いつでもどこでも〈外出先で〜ほどゆる歩き〜〉P.116

ストレスに打ち勝つ！
〈気分転換2 落ち込んだ気分からの脱出〉

ひどい落ち込みが長期に続くときは、うつ病などの可能性がありますので、医師に相談しましょう。何となく落ち込んだ気分という場合や、いつも半分落ち込んだ気分という人には、ゆるが効果的です。落ち込んだ気分のときは気持ちのエネルギーが不足しています。

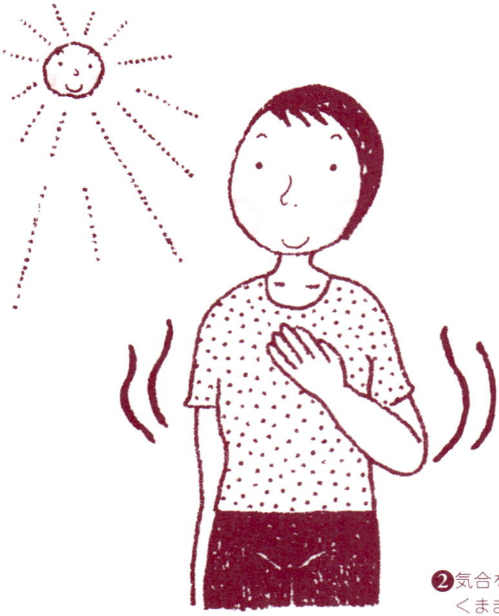

❷気合を入れずに気の向くままにやりましょう。

1 気持ちのエネルギーを消費するので、激しい体操やスポーツは禁物。気合を入れずに、ゆったりとだらしなく行いましょう。好きな部分のゆるを、少しやってみようかなと思ったらやり、やめたくなったらやめる……。こんな気楽なやり方が最も効果的なのです。

2 気持ちのエネルギーを補給するやり方もあります。胸の中心に左の手のひらをやさしく当てて、太陽の光が暖かく胸に降りそそぐイメージで、胸を中心にゆったりとゆるを行います。

3 ふとんにくるまり横向きに丸まって行うゆるも効果的。子供になった気分で、甘えるような気分でやりたいところをやりたいようにモゾモゾ、クネクネゆすってゆるめてみましょう。

眠れない
〈不眠、眠りが浅い〉

寝つきが悪い、眠れない、眠りが浅いなど眠りに関する症状は過度の緊張やストレスによって起こります。脳のゆるで頭をゆるめてあげると同時に、全身のゆるを行って緊張やストレスから、頭と身体を解放してあげましょう。場合に応じて、前項の〈気分転換1〉と〈気分転換2〉の方法も試してみてください。

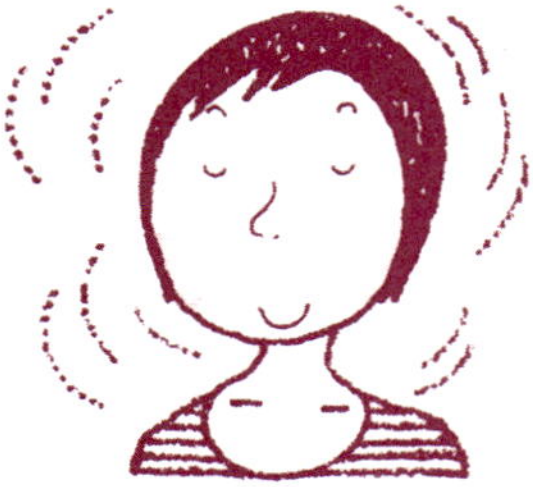

❶首から頭にかけてゆったりゆらします。

❷仰向けになって、気持ちよく全身をゆったりゆるめます。

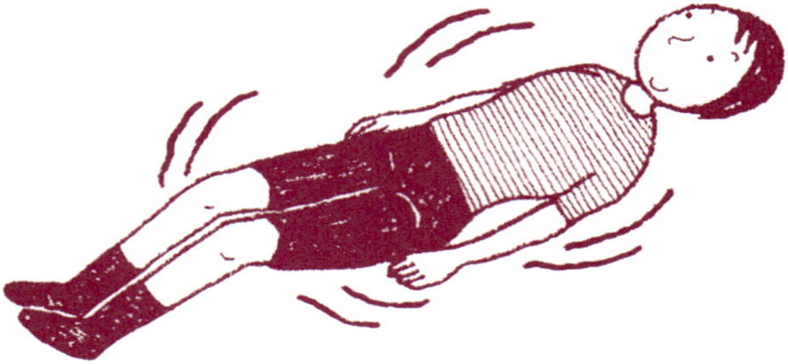

1 ゆったりと、頭の中がきれいな水で満たされていくようなイメージで、頭の中にある脳を意識しながら首から頭を左右にゆらし、脳のゆるを行います。イスに腰かけるか、寝てやりましょう。

頭の中がモヤモヤするときは、きれいな星空をイメージしながら、ゆったりと気持ちよくゆするのも効果的です。

2 全身の寝ゆるを仰向けになって行います。気分がソワソワしたり、頼りない感じのときは、大地に堂々と大きく支えられているイメージでやってみましょう。

3 心さびしかったり、少し胸がしめつけられるような感じで寝にくいときは、横になって胸に手を当て、太陽の暖かい光が胸を暖めてくれるイメージで胸を中心にゆるを行ってみてください。

実践編・
こんなとき

集中する
〈精神統一〉

精神統一の基本となる条件は、リラックスしていて同時にコンセントレーション（集中）していることです。全身のゆるを丁寧に20分以上行うだけで、リラックスかつコンセントレーションできます。

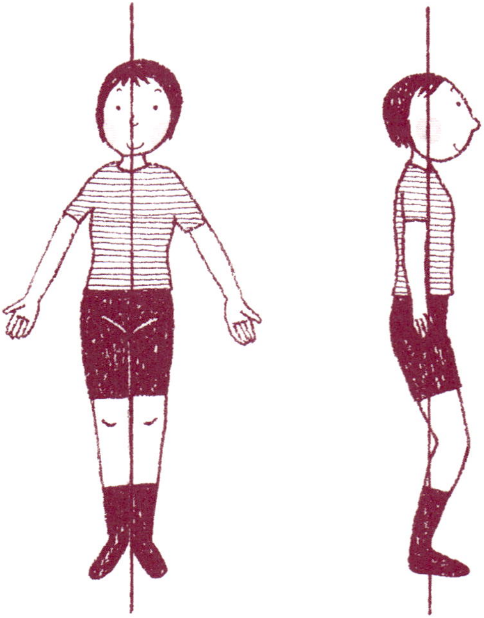

❷センターは、身体の中心が1本の線でつられているイメージです。

1 いちばんの基本は、全身にじっくりと丁寧に時間をかけてゆるを行っていくことです。精神統一を必要とする機会が多い人は、毎日20～30分のこうしたゆるを習慣にすること。その上で必要性に応じて、2や3のゆるを加えるとよいでしょう。

2 気分がスッキリ明晰で、1本すじが通った状態でいるためには、1本の線（センター）が地球の中心から自分の体幹部を貫き、天に達するイメージでゆるを行いましょう。

3 気持ちが動揺しない、あわてない、落ち着いていられるためには、下腹部に重い塊をイメージしたゆるを行ってください。下腹部を中心に下半身をゆすりゆるめます。

ゆすればゆするほど下腹部の中の塊が重く充実してくるようなイメージで。

実践編・
こんなとき

集中する
〈やる気を出す〉

やる気を出すには、全身に蓄積された気持ちのエネルギーを呼び起こし、目標に向かってスタンバイする必要があります。ゆるで、しまわれたエネルギーを呼び集めましょう。自分のエネルギーだけでは不足のときは、周囲の人々や地球、太陽などからエネルギーをもらう気持ちで行います。

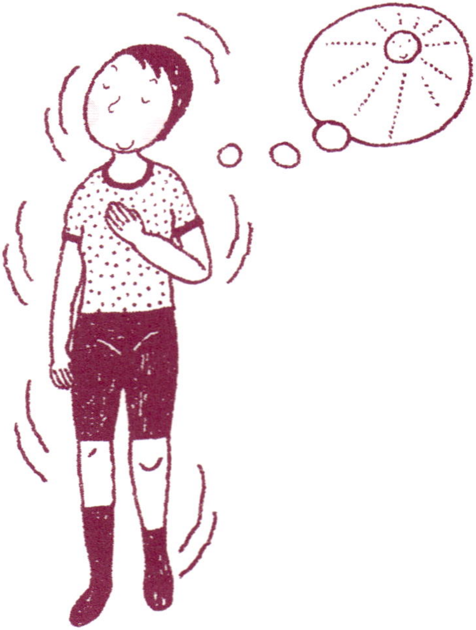

1 全身のゆるを20〜30分行います。途中で3〜4回、1回につき5秒前後、目標と自分の身体がやわらかくよい感じでつながるようにイメージを深めていきます。

2 さらに1と同じように全身のゆるを行いながら、3〜4回、1回15〜30秒、具体的な人物や社会をイメージして感謝の気持ちをささげます。

3 胸に左手の手のひらを当てながら太陽をイメージし、気持ちよく丁寧に全身のゆるを続けます。1分前後、3〜4回行います。

オンナはツライよ
〈便秘〉

便秘は身体が固まる典型的な症状です。腸がゆるゆるにゆるんで活発に動き、腸内粘膜はゆるゆるトロトロにみずみずしくうるおう。そして便はトロトロの粘膜にくるまれ、適度な水分を含み、次々に新しいものが生産され、古いものは快適に排出されていく。これがゆるゆるにゆるんだ腸と便の本来の姿なのです。

❷時計まわりに円を描くように。さらに指で押しほぐします。

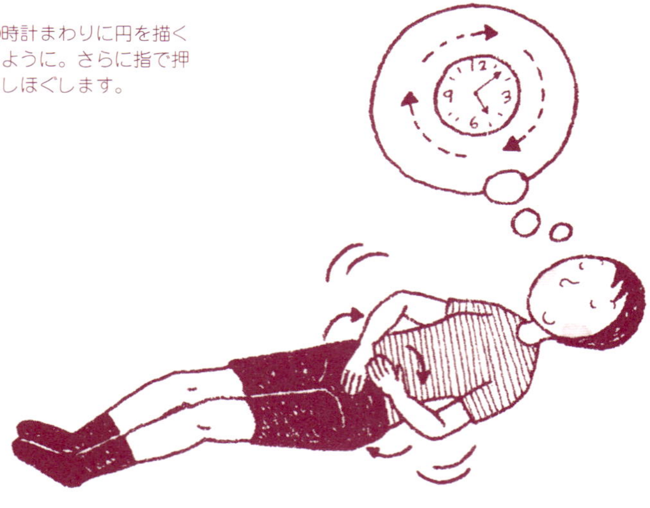

1 便秘にはさまざまな原因がありますが、多くは心身のストレス、緊張がともないます。習慣性の便秘の場合は、まずは毎日15分程度、身体全体のゆるを行い、緊張をほぐしましょう。

2 仰向けに寝て腸全体の部分に手を当てて、ゆっくりとさすりまたゆすりながら、ゆるめていきます。

3 腸がゆるゆるフワフワに元気になって活動するように、十分にイメージしながら下腹部を中心に丁寧にゆるを行います。2と3はどちらが先でもかまいません。

オンナはツライよ
〈生理痛〉

生理痛には、生理日、排卵日およびそれぞれ前3日あたりから下腹部と腰のゆるを行っておくと効果的です。ひどく精神的緊張をともなう場合は、毎日、緊張をほぐすための全身のゆるを行ってください。

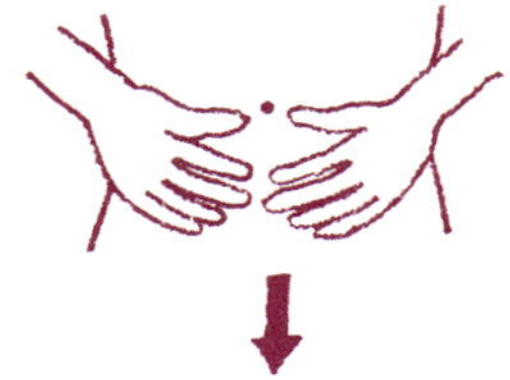

❶おへその上に開いた両手の親指を置き、中指、薬指が恥骨に触れるように手を当ててゆすります。

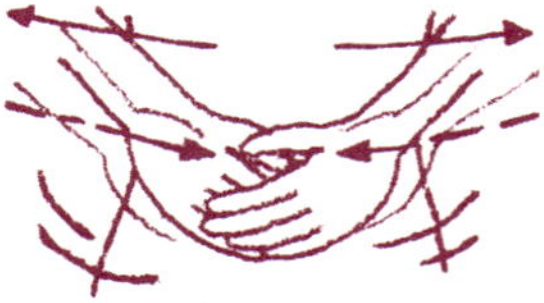

❷両手で子宮をかかえるようにしてゆるを行います。

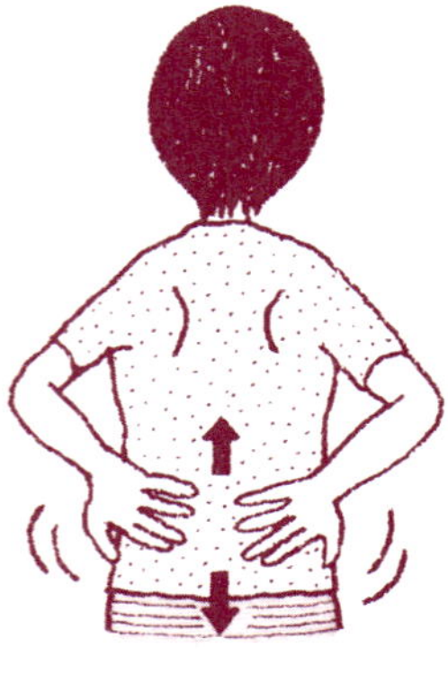

❸手でさすって意識を高めてから、大きくゆったりとゆるめましょう。

1 仰向けに寝て両手を下腹に当て、おへその上に開いた両手の親指を置き、中指、薬指が恥骨(ちこつ)に触れるように手を当てます。奥にある卵巣を意識しながらゆすります。

2 そのまま両手を中央にずらし重なり合うようにすると、重なったあたりの奥に子宮がありますので、そこを意識しながらゆすります。そのままの姿勢で卵巣、子宮のゆるを行います。特に子宮がゆるゆるトロトロフワフワになるイメージで。女性であることに感謝する気持ちを持つことも大切です。

3 腰にはいくつかの子宮・卵巣のツボがあります。腰骨(こしぼね)に手を当てて上下にゆすり、仙骨(せんこつ)、腰骨のほゆる、外側内側の筋肉のきゆるを丁寧に行います。

オンナはツライよ

〈のぼせ、ほてり〉

のぼせ、ほてりはどちらも熱性の気(熱気)が多くなりすぎることによって起こります。中国の気功理論にも「気は血を呼ぶ」とあるように、熱気の過多は血液の過多を引き起こします。熱気と血液が頭部に過多になるとのぼせ、手足や顔をはじめとした体表に過多になるとほてりになるのです。このようなときは全身のゆるにより血液の環境を正常にし、冷性の気(冷気)を導入するゆるをあわせて行います。

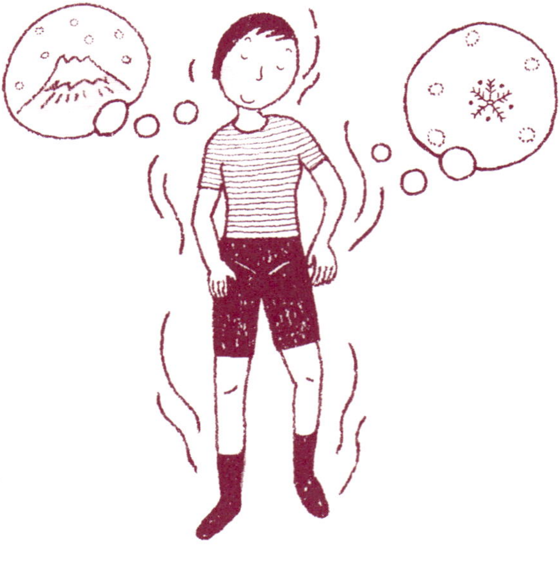

1 全身のゆるを丁寧に行います。このときに「気と血液が正常に循環しバランスが整うように」と、1分間に1～2回のペースでつぶやいてください。身体の中からゆれる動きと一体となって声が聞こえてくるイメージで行うと効果的です。

2 山につもる新雪をイメージしてください。新雪には余分な熱気を冷まし、気のバランスを整える効果のある冷気がふんだんに含まれています。

のぼせの場合は、この新雪に顔をうずめ、頭の中を新雪で丁寧に洗うイメージで頭部を中心に全身のゆるを行います。のぼせが楽になるまで5～10分程度行いましょう。

3 ほてりの場合は、新雪から白く立ち上る冷気をイメージし、この冷気で体表を丁寧に洗うつもりでゆるを行います。ほてりが楽になるまで5～10分程度行いましょう。

オンナはツライよ
〈貧血、立ちくらみ〉

鉄欠乏や栄養のかたよりによる貧血や立ちくらみの場合は、まず鉄分や必要な栄養を補給することが必要です。そのほかの場合については、ゆるによる血液循環の改善や疲労回復により症状が軽減する場合があります。

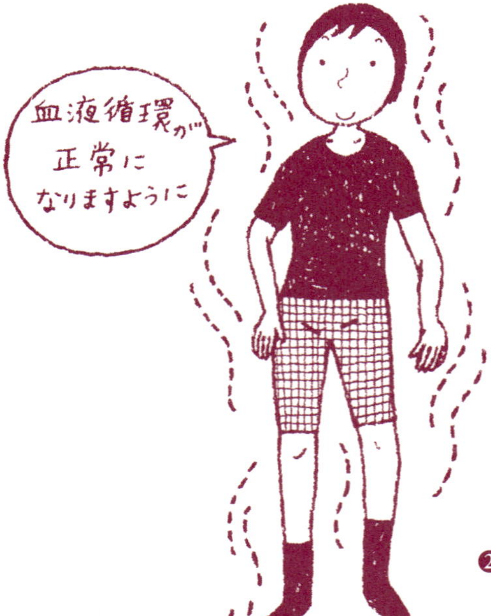
血液循環が
正常に
なりますように

❷「血液循環が正常になりますように」とつぶやきながら行うと、より効果的。

1 血液循環の改善と疲労回復をともに達成するために、全身のゆるを毎日10分程度行いましょう。貧血や立ちくらみがごく軽い場合は、全身のゆるを上から下まで丁寧にまんべんなく行うことで十分でしょう。

2 少し症状が強い場合は、専門的な方法に取り組みます。血液循環の改善には、全身の血液と血管、心臓を意識して丁寧にゆるを行います。次に脳、肝臓、脾臓（ひぞう）、全身の骨髄を意識しながら丁寧にゆるを行います。

肝臓は右わき腹の肋骨（ろっこつ）が途切れるあたり、脾臓は左わき腹の奥、背側寄りに位置します。

3 疲労回復には、食事前の3分間のぞゆる、朝晩5分ずつの寝ゆるが効きます。食事後10〜15分、仰向けになったり、ソファなどにゆったり座ったりしてゆるを行うのも効果的です。

オンナはツライよ

〈膀胱炎〉

膀胱炎(ぼうこうえん)の原因は主に次の3つ。免疫力の低下、水分の摂取と尿排出量の不足、そして細菌による感染。感染を防ぐにはとにかく清潔を保つこと。ゆるを行って免疫力を高め、水分の摂取と尿排出量を増やし、膀胱炎になりにくい身体をつくります。

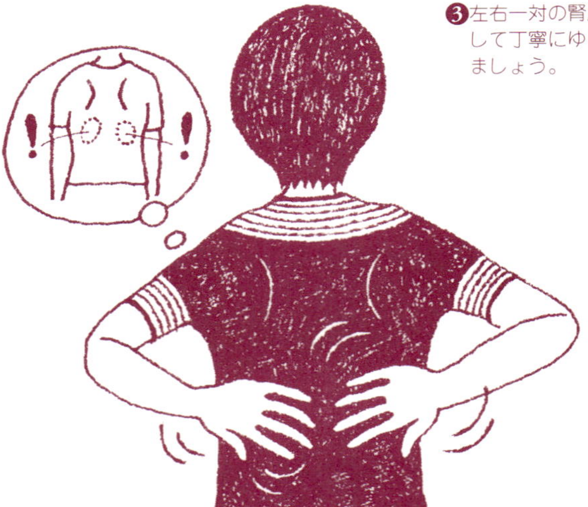

❸左右一対の腎臓を意識して丁寧にゆるを行いましょう。

1 全身の免疫力を高めるには、全身のゆるを毎日の習慣にすること。時間は15分程度。丁寧に細胞までゆすりゆるめるくらいの気持ちで行います。特にほゆるのときに骨髄がゆるゆるに活性化するよう意識するとさらに効果的。

2 ゆるを行ったら必ずたっぷりの水を飲んでください。10分あたりコップ1杯以上が目安。ゆるはほかの運動にくらべ汗はかきません。飲んだ水は、全身の組織に深く浸透して汚れを洗い出し、腎臓(じんぞう)を通って膀胱から尿となって排出されます。女性特有の短い尿道を通って侵入してくる細菌を洗い流し清潔にするのも、尿の大切な仕事なのです。

3 腎臓と膀胱、そしてその付近のゆるも効果的。両手を背中にまわしウエストラインより少し上に手を置くと、その奥が腎臓です。

腎臓から膀胱へ尿を運ぶ2本の輸尿管、そして膀胱へとイメージしながら進めていきます。

キレイになりたい
〈美肌〉

肌は健康の鏡といわれるぐらいで、心身のストレスや疲労、栄養状態を敏感に映し出します。また肌にめぐる気の質が肌のキメ細やかさに影響します。
美肌には全身のストレスや疲労の解消と気の質を改善するゆるが必要となります。

❷やさしくほのかに気持ちよくゆすりましょう。

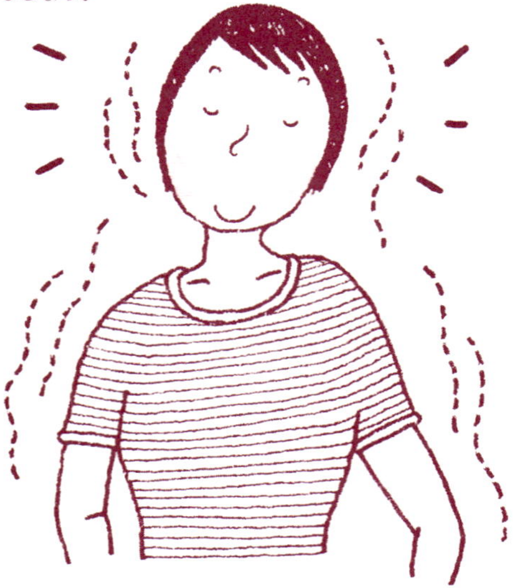

1 全身のストレス解消と疲労回復のために全身のゆるを行います。ストレス解消には歩けば歩くほどゆるむように歩く「ほどゆる歩き」での散歩、疲労回復には寝ながら行う寝ゆるも効果的です。

→column・いつでもどこでも〈外出先で〜ほどゆる歩き〜〉P.116

2 顔を中心に全身の肌にゆるを行います。肌ゆるは大きくゆすらず、少しずつ微妙にゆすります。ゆるめたい部分の肌に手を当てるのもよいでしょう。顔や体表部の肌などは、ゆすっているつもりになることが大切で、見かけはほとんどゆすっていなくてもよいのです。「みずみずしくキメ細やかな肌になりますように」と時々つぶやくとさらに効果的です。

3 顔については、イスやソファの背に寄りかかったり仰向けになったりして、化粧水を浸したガーゼや体にあった水分を浸したタオルなどをのせて肌ゆるをやることも効果的です。冬はガーゼの上から温かいタオルをのせるのもよいでしょう。

キレイになりたい
〈美しい髪〉

頭皮はストレスがたまりやすい場所です。ストレスによって頭皮が固くなると、抜け毛や切れ毛といった髪のトラブルが多くなります。頭皮をゆるめて美しい髪を手に入れましょう。さらに頭皮だけでなく、髪が直接受ける気の影響も考える必要があります。

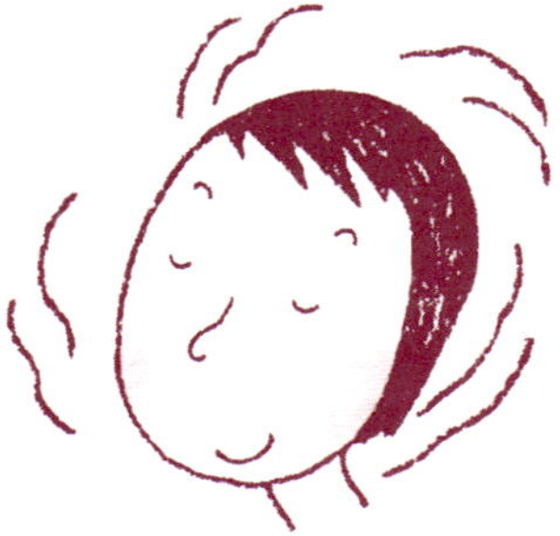

❶美しい理想の髪をイメージしながら行います。

❷頭全体をまんべんなくゆるめましょう。

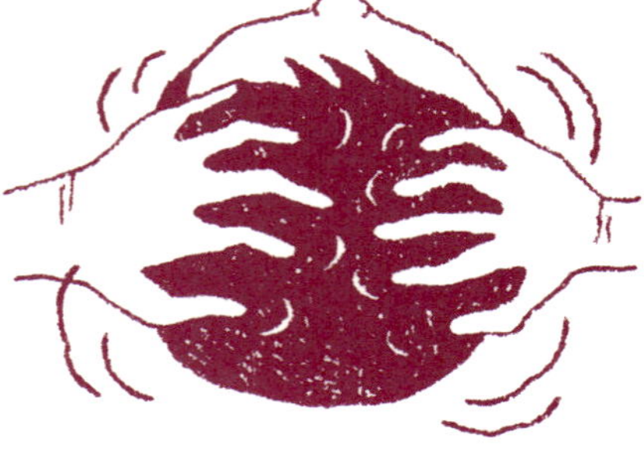

1 頭皮を意識しながら、頭から首にかけてゆったりゆらし、頭のゆるを行います。

頭皮がゆるゆるにゆるむイメージで。美しい理想の髪をイメージすることも大切です。

2 指先を頭皮にそっと当て、指の皮膚が毛根に入り込んでいくようなイメージで頭皮をゆるゆるにゆるめます。腕の力を抜くこと。

きれいな水で指先を気持ちよく洗って頭皮をゆるめるのも効果的。

3 髪には全身の気の状態が刻々と影響します。難しい仕事や人間関係で疲労とストレスがたまると、髪はすぐに傷んでしまいます。美しい髪のためにも、どんな状態でもリラックスしていられる身体と心を育てる必要があります。リラックスと精神統一のゆるに挑戦してください。

キレイになりたい
〈姿勢をよくする〉

本当に美しい姿勢には必ず2つの特徴があります。1つは全身がゆるんでいること、もう1つは地球の中心から天まで全身を一直線に貫くライン（センター）が通っていること。これは武道での正中線・中心線、野球やゴルフでの軸、クラッシックバレエやスキーのセンターと同じ、直線状の意識です。

❸でんでん太鼓のように腕ごと身体を回転させます。

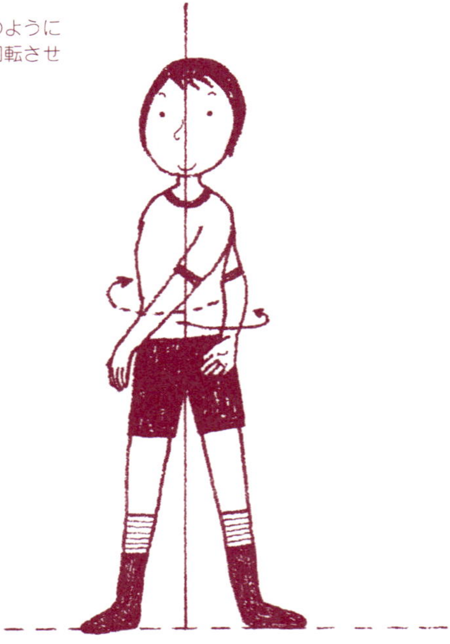

1 立ってあるいは座って全身のゆるを頭のてっぺんから足裏まで十分に行います。特に固まっているところをほぐすつもりで肩と背から腰は必ずよくやってください。猫背や反り腰など姿勢にかなり問題がある人は、床や畳の上に仰向けに寝て、十分に力を抜くよう努力しながらゆるを行う方法も加えてください。

2 立ってあるいは座ってセンターをイメージしながらゆるを行います。センターそのものをやさしくソフトにゆする感じでゆるを行います。

美しい銀色のセンターが、地球の中心から気持ちよく体幹を貫き、星空に抜け通るイメージで。

3 足を肩幅より少し広めにとり、足先を外に向けて立ちます。センターを中心軸として全身を左に右にと、まとい運動に似た感じでゆったりと回転させます。

キレイになりたい
〈太りにくくなる〉

ゆるは2つの点で肥満防止に効果があります。1つは活動性を高める効果、もう1つは新陳代謝を高め脂肪細胞から脂肪を排出しやすくする効果です。カロリー消費の点ではゆるは普通に歩くのと同じ程度の運動ですが、続けていくことによって脂肪を燃焼しカロリーを消費しやすい体質をつくることができるのです。

❸奥深い内臓脂肪まで、ドヨーンドヨーンと波動が伝わるイメージで。

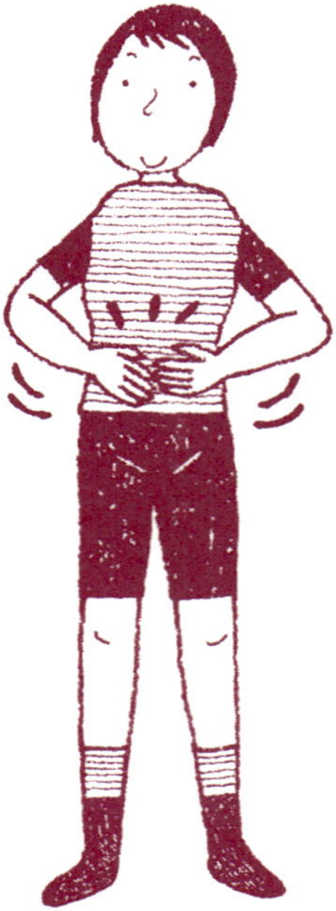

1 身体が固まれば固まるほど生活や仕事の上で活動性が低下してきます。身体が固まって活動性が低下するのは、老化のはじまりともいえます。基本のゆるを毎日15分行い、身体の固まっているところを見つけてはゆるめていくと、活動性が高まって、老化にストップがかかり身も心も若返ってきます。

2 活動性が高まってきたと感じたら、ドンドン働いたり活動したりするように心がけてください。栄養のバランスがよい食事をとるようにし、けっしてカロリー過多にならないように。そうすれば間違いなく、身体は美しく活動的にシェイプアップされます。

3 皮下脂肪と内臓脂肪をターゲットとした脂肪ゆるを行いましょう。全身をチェックして、特に脂肪を落としたい、つけたくない部位を対象にゆるを行います。細やかなゆすり方が効果的。各部位を手でさすって意識を高め、ゆすります。腹部の内臓脂肪には両手で勢いよく押し込むように刺激します。

キレイになりたい
〈むくみをとる〉

むくみは病気、疲労、生活習慣、体質などが原因で水分代謝が低下することにより皮下に水分が過剰に蓄積する現象です。病気が原因の場合は何よりも病気それ自体を治す必要がありますが、それ以外のむくみについては、ゆるはとても効果的です。全身のゆるで全身の代謝を高め、特にむくみの強い部分はさすりとゆるを交互に行います。

❸足の位置を高くしてゆるを行います。

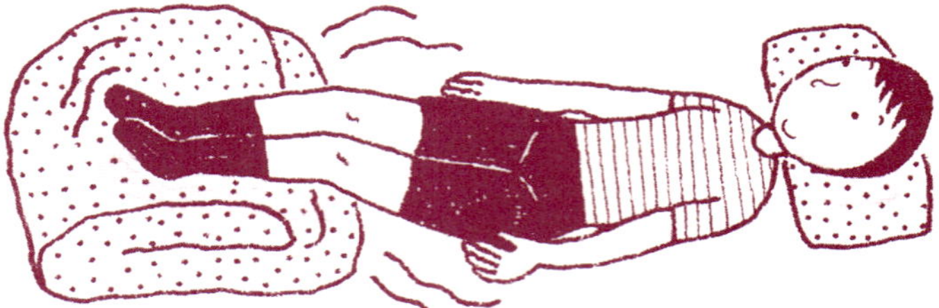

1 全身のゆるで全身の新陳代謝を高め、むくみの原因となる身体の状態を改善しましょう。身体をゆすることで水分が代謝しやすい身体の基礎条件をつくりあげます。むくみが習慣的であれば、全身のゆるを毎日15分程度行いましょう。

2 特にむくんでいるところ、むくみを取りたいところを手でよくさすり、そしてゆする。それを繰り返し行います。ゆすり方は前項の〈太りにくくなる〉の脂肪ゆると似た感じですが、少しだけ粗くてもかまいません。

3 すね、ふくらはぎや足のむくみについては、仰向けに寝て、ひざに反対側のひざをかけたり、イスや高く丸めたフトンの上に足を乗せたりしながらのゆるも効果的です。

実践編・
こんなとき

生まれ変わる?!
〈体質改善〉

人は生きていく間に、全身のいたるところに硬さとゆがみを蓄積し、それが代謝能力の特異な低下を引き起こし、さらに疲労物質、毒素、邪気と呼ばれるさまざまなマイナス因子の蓄積を引き起こします。それがガチガチに固定してしまったものを“体質”と呼ぶのです。ゆるむこととはこうした固定化を解き放ち、みずみずしい身体を取り戻すことを意味しています。

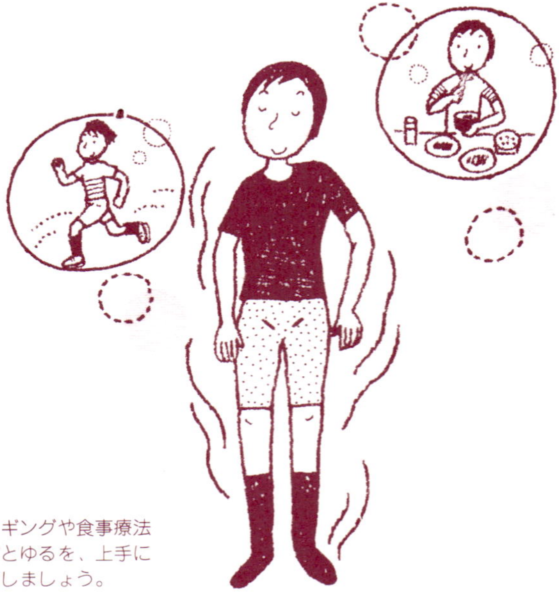

❶ジョギングや食事療法などとゆるを、上手に併用しましょう。

1 体質改善には、生活習慣の改善、食事療法、漢方、気功、ヨガ、断食、ジョギング、水泳など、さまざまな方法があります。全身のゆるを毎日行うと、こうした体質改善の方法をさらに効果的にする、ベーシックな補助療法になります。毎日15分程度のゆるが目安となります。

2 さまざまな方法の体質改善のプロセスで、排毒現象と呼ばれる症状が現れることがあります。吹き出物、風邪、下痢、嘔吐(おうと)、倦怠(けんたい)感などです。病気と思って薬で症状をおさえると、体質改善は進みにくくなります。こうした排毒現象が強く起こるような方法を行う場合は、それぞれの方法に精通した専門的な指導者につくことをおすすめします。

3 ゆるを中心に体質改善を行う場合は、強い排毒現象が起きないよう、ゆっくりと期間をかけて行ってください。毎日15～30分程度を丁寧に。ごく軽い体質改善で3ヵ月、本格的なもので5年ぐらいが目安でしょう。

生まれ変わる?!
〈免疫力アップ〉

全身細胞の生命力の低下、各組織機能の低下、そして気、血液、体液の循環の不全。現代の女性は多くの免疫力を低下させる原因に苛(さいな)まれています。免疫力アップには全身の微細なゆる、各組織のゆる、そして気血循環のゆるなどが、役に立ちます。

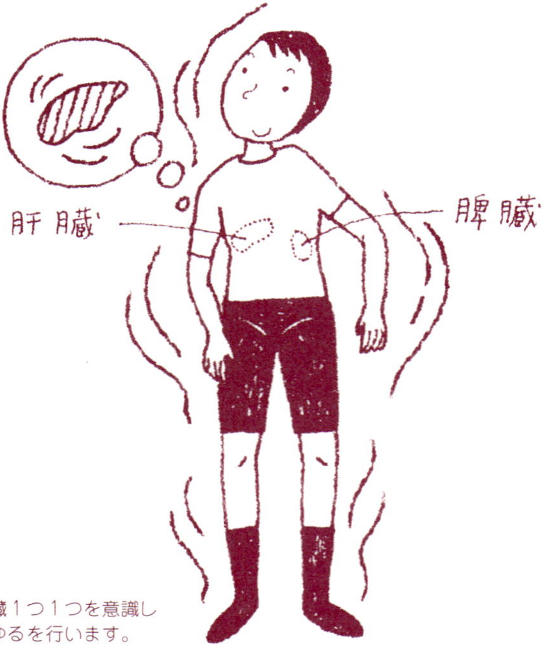

❷内臓1つ1つを意識してゆるを行います。

1 まずは、全身の細胞をイメージして、超々細やかなゆるを全身にわたってジックリと丁寧に行います。時々「細胞がゆるゆるにゆるんで元気になるように」とつぶやきながら行ってください。

2 肝臓、脾臓（ひぞう）を中心に体幹内の内臓に丁寧にぞゆるを行います。各内臓がゆるゆるトロトロフワフワにやわらかく、活性化されるよう意識して行います。時々、対象とする臓器の名前を呼んで「ゆるゆるにゆるんで元気になるように」とつぶやくとさらに効果的です。

3 全身の骨髄と血液、血管、心臓、そして体液、リンパ管を意識して、ゆるを丁寧に行います。時々対象の名前を呼んで「ゆるゆるにゆるんで元気になるように」とつぶやきながら行ってください。

リンパ管とはリンパを輸送する脈管で、血管と同じように体内に網状に広がっています。

column

家の中で

リビングゆったりとソファに腰かけて、心地よい音楽などを聴きながら身体の力を抜いてみましょう。

1 ゆっくりと素晴らしい高原のさわやかな空気を肺の中に吸い込むイメージで呼吸し、肺をゆるめます。身体のすみずみまでおいしい空気がゆきわたるのを感じたら、上体をゆっくり左右にゆすります。手足も身体の動きにあわせてやさしくゆすっていきます。

＊ソファの背もたれに頭をのせて脳や目、首をゆするのもとても効果的です。

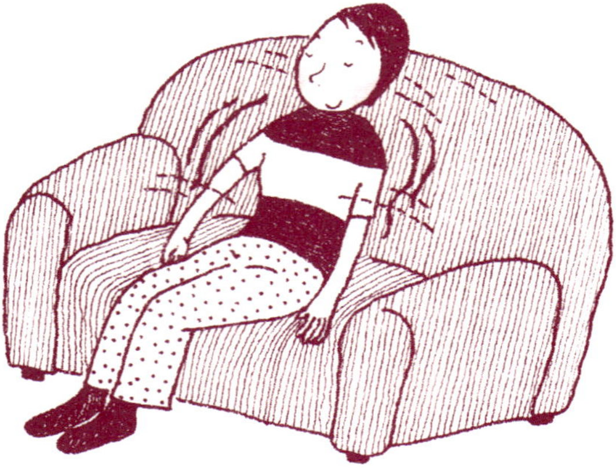

寝室❧眠りに就く前に全身の力を抜いて身体をゆるめておくと、質のよい眠りと、爽快な目覚めが得られます。

1 仰向けになって首から背骨にかけてのゆるを行います。身体がゆるんできたら、腰、手、足のゆるも行います。

2 内臓の疲れを感じるときは、内臓のゆる(ぞゆる)をゆったりと行います。特に調子の悪いところはやさしく丁寧にさすりながら行います。目を閉じて頭部をゆっくりとやさしくゆすります。

＊頭の中がきれいな清水で洗い流されるようなイメージで。

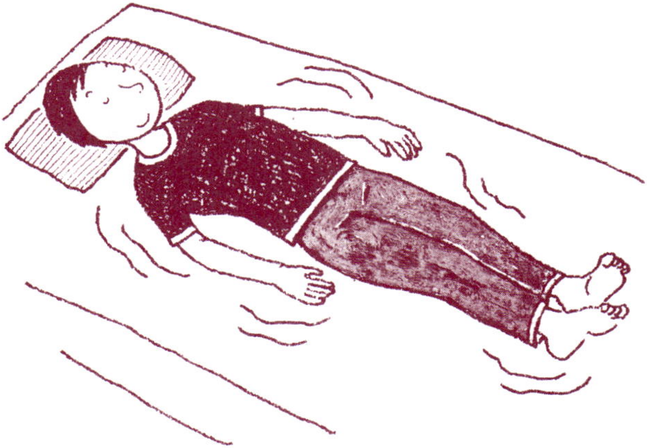

column

オフィスで

デスクワークの合間に 長時間同じ姿勢でいると、身体が固まりやすくなります。合間に脚部や腰のゆるを行っておくと、冷え性、腰痛の予防に効果的です。

1 イスに浅く座り、両手でイスをつかんで身体を支えながら腰を左右にゆすります。腰がゆるんできたら、背中のほうもゆすっていきます。

2 イスに座ったまま、両脚を軽く曲げ伸ばしします。脚を伸ばしてかかとを地面につけたまま足首から先を左右にゆすります。

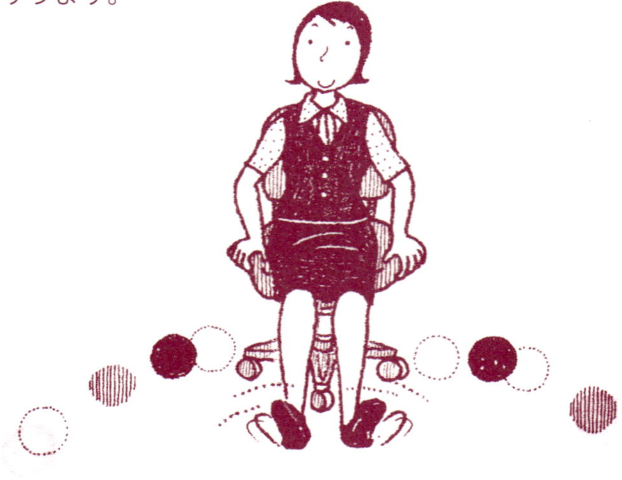

OA作業〜パソコンの画面に向かっていて疲れたときには、頭と目のゆるが効果的です。

1 目を閉じて頭部をゆっくりとやさしくゆすります。目を閉じて、目の粘膜を意識しながら目のまわりの筋肉や、視神経などもゆるむようにゆるを行います。きれいな水で脳の疲れがきれいに洗い流されるイメージでゆったりと頭をゆすります。

＊まぶたを軽く手で覆ったり、ミネラルウォーターで濡らしたタオルを目にのせてゆるを行うのもいいでしょう。眼球がゆるゆるトロトロになるイメージで。

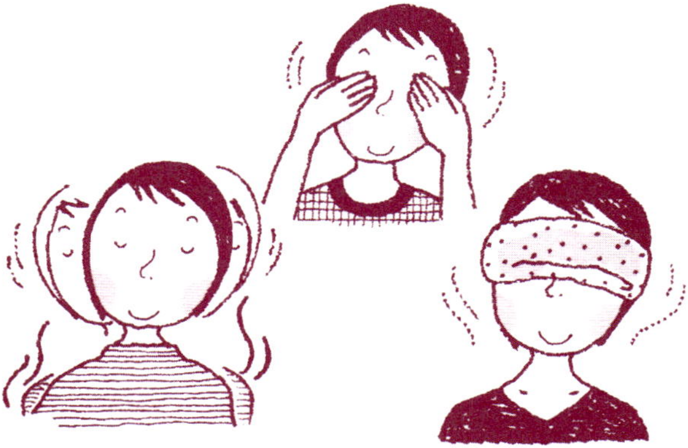

c o l u m n

外出先で～ほどゆる歩き～

歩きながら歩くことはもっとも身近な運動です。通勤や買い物の途中など、普段歩くときにもゆるを取り入れてみましょう。

1 まず十分に身体をゆるめておくことが大事です。特に太ももや腰まわりなどは念入りに、また腕振りや脚振りがスムーズに行えるよう、肩まわりと股(こ)関節まわりもさすったりゆらしたりしてゆるめておきましょう。

2 リズミカルに、軽く足踏みしながら、地球の中心から頭のてっぺんまで一直線のライン（センター）が通って天に突き抜けていくようなイメージで歩き出します。センターは一直線に伸び、銀色でしなやかにやわらかいイメージで。

3 常に身体を通っているセンターを意識しながら、歩くにつれてどんどん身体がゆるむように自然に気持ちよく手脚が振れてくるイメージで歩幅を広げ、歩いていきましょう。やわらかい風に背中を押されて自然に足が前に進んでいくイメージも大切です。

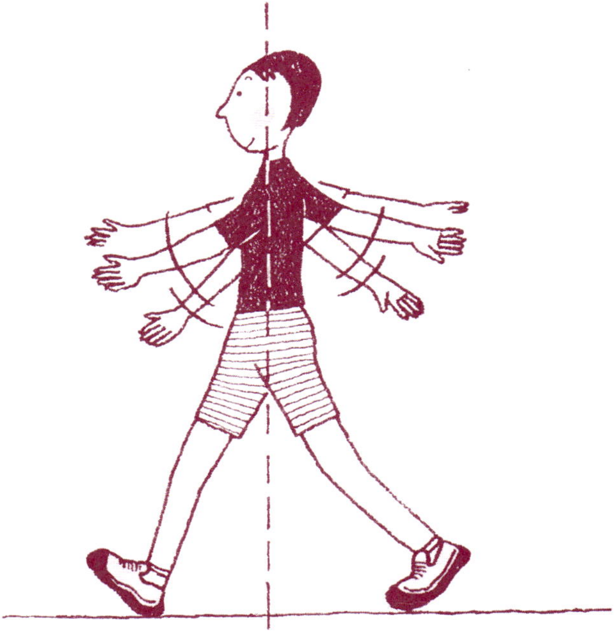

歩けば歩くほどゆるむように。このテクニックを「ほどゆる」といいます。「～すればするほどゆるむように～する」という、このほどゆるテクニックは、何にでも使えるので、いろいろと試してみてください。

高岡英夫………たかおか・ひでお
運動科学総合研究所所長。東京大学、同大学院教育学研究科卒。東京外国語大学講師、運動科学研究所所長などを経て現職。オリンピック選手やJリーガーなどのスポーツ選手、音楽家、舞踊家、料理人の指導や、一般向けのゆる体操、呼吸法の講習会、雑誌、テレビなど各方面で活躍中。著書『「体をゆるめる」と必ず健康になる』(マキノ出版)、『高岡英夫の歩き革命』(学研)、『からだには希望がある』(総合法令出版)など多数。

★ゆる体操ビデオ、一般向けゆる体操教室、女性向けのゆる体操教室
「大和撫子のからだづくり」についてのお問い合わせは下記まで。
運動科学総合研究所　東京都文京区本郷3-19-4-7F
Tel.03-3817-0390(日曜・木曜定休)　Fax.03-3817-7724
ホームページ：http://www.undoukagakusouken.co.jp
★ゆる体操を指導するためには、ゆる体操指導士の資格が必要です。

ユル
ココロとカラダに効くリラックス体操

2002年7月25日　初版第1刷発行
2004年5月30日　初版第3刷発行

著者………高岡英夫
発行者………原 雅久
発行所………株式会社 朝日出版社
〒101-0065 東京都千代田区西神田3-3-5
電話 03-3263-3321(代表)
http://www.asahipress.com
印刷・製本………図書印刷株式会社

Printed in Japan 2002
ISBN4-255-00174-X